Paul Bernard

Tuberculose

et Hygiène

Climat. — Traitement

V. Retaux

Libraire-éditeur

Paris

Tuberculose

et Hygiène

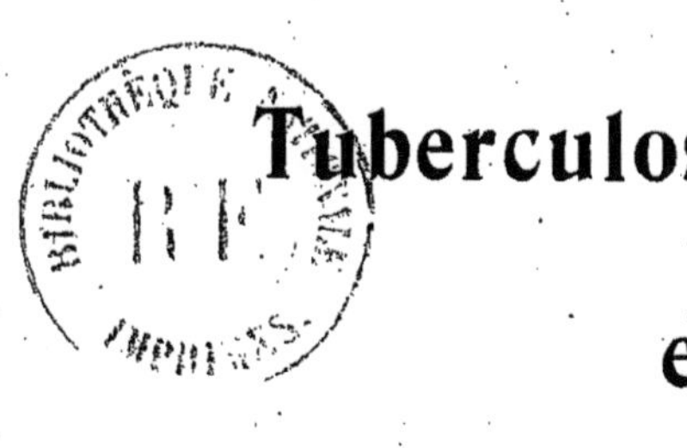

Paul Bernard

Tuberculose  et Hygiène

Climat. — Traitement

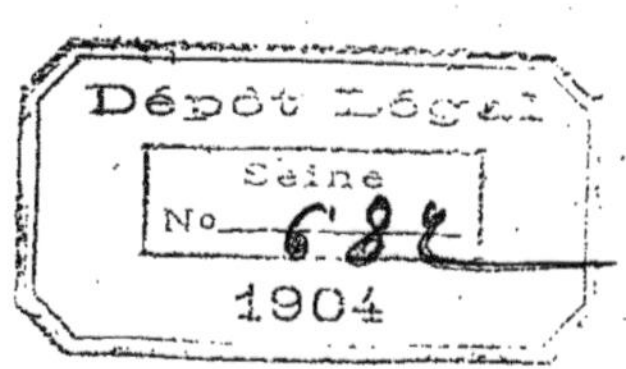

V. Retaux
Libraire-éditeur
Paris

TUBERCULOSE ET HYGIÈNE

I. — CLIMAT [1]

— Vous l'avez vu ?

— Dans toute sa majesté de microbe... Affreusement vu !

— Eh bien ! dites-nous, alors, décrivez. Comment est-il ce mangeur de poumons ? Je ne me figure pas très bien cela, moi, un bacille.

— Ah ! ma chère, une horrible bête avec d'horribles cornes !...

Ainsi dialoguaient, sous une véranda ensoleillée, à propos de l'agent occulte de leur mal, deux imaginatives et expansives jeunes dames qui menaient triomphalement la cure d'air à Davos, en l'an de grâce 1889, et qui peuvent se rappeler ceci, ayant eu la chance d'échapper toutes deux aux cornes de la bête.

Le bacille de Koch hantait alors les esprits, dans la cité des neiges. Isolé depuis peu, il commençait à se produire aux regards sur les lamelles colorées, et la plupart des malades, gens sérieux ou curieux, ne manquaient point d'aller contempler ses traits, enchantés de lier connaissance avec leur hôte. On n'a pas l'humeur noire sur ces blancs sommets.

---

1. Sur ce sujet, dont toutes les données sans doute n'ont pas encore été recueillies ni toutes les conclusions formulées, la bibliographie est considérable. Il convient de mentionner parmi les ouvrages d'ordre exclusivement scientifique : Veraguth, *le Climat de la haute Engadine et son action physiologique*, Paris, 1886 ; Williams, *Aero-therapeutics or the treatment of lung diseases by climate*, Londres, 1894 ; Regnard, *la Cure d'altitude*, Paris, 1897 ; Egger, *Ueber den Nutzen des Hochgebirgsklimas*, Leipzig, 1899 ; Herrera, *la Vie sur les hauts plateaux*, Mexico, 1899 ; Schrœder, *Ueber Grundlagen und Begrenzung der Heilstættenerfolge bei Lungenkranken*, Munich, 1901 ; *Traité de physique biologique*, publié sous la direction de MM. d'Arsonval, Chauveau, etc., Paris, 1903 ; Berget, *Physique du globe et météorologie*, Paris, 1904.

Mais que se passait-il, parfois, dans l'imagination exaltée du curiste ou sous le microscope un peu railleur du pharmacien Hartmann ? En est-il qui ont cru voir, après Victor Hugo, la grandiose épopée des obscurs, des humbles :

Les guerres du volvox contre le vibrion ?

Les vérandas, qui susurraient jadis des choses si merveilleuses, ne nous le diront plus... Il est avéré seulement que l'on rapportait de ces exhibitions, ceux-là, du moins, qui avaient soupçonné ou perçu quelque chose, des impressions extrêmement nuancées et les opinions les plus divergentes.

La science a bien marché depuis. Dans toutes les écoles primaires de la Suisse, peut-être aussi dans les palais scolaires de France, on enseigne à présent aux plus jeunes intelligences que le bacille de la tuberculose n'est pas un animal, encore moins un bovidé, mais une algue microscopique, un infime, et grêle, et inerte bâtonnet, couvrant à peine en longueur la quatre millième partie d'un millimètre.

Son rôle est celui d'un parasite qui s'implante dans les tissus affaiblis, comme la nielle sur les blés, comme le gui sur le chêne.

Mais ce qu'on ne relève point avec assez de force, ce sont les ravages que cause dans le monde cet infiniment petit, qui tient, par ses effets, de l'infiniment grand. Il n'est pas pour l'humanité d'ennemi plus redoutable, car la phtisie immole, à elle seule, dix fois plus de victimes que toutes les autres maladies contagieuses prises en bloc ; chaque année, 150 000 en France, 60 000 en Italie, 180 000 en Allemagne ; sur le globe entier, 3 000 000 : ce qui revient à dire qu'il meurt un tuberculeux à peu près toutes les dix secondes.

Naturellement, les grands centres sont passés au crible. Plus de 100 000 décès de phtisiques ont été enregistrés à Paris pour une durée de sept ans ; 3 337 à Moscou, dans une seule année ; 3 600 à Saint-Pétersbourg, 3 179 à Budapest, ville d'un demi-million d'habitants. C'est Vienne qui a le plus à souffrir : 232 décès sur 1 000 ont pour cause le terrible mal, ce *morbus Viennensis*[1].

1. Dans ces chiffres, la proportion des hommes est, par suite de l'alcoo-

Et la plupart des victimes sont des jeunes gens. On sait qu'à Paris, notamment, sur trois décès de sujets âgés de vingt à trente ans, deux proviennent de la tuberculose.

Pour arrêter ou entraver cette formidable expansion du fléau, que fait-on?

Peu de chose.

Contre l'imperceptible microbe, qui ruine la race humaine en la déminéralisant[1], la science, avec toutes ses puissances destructives, est désarmée. Elle cherche avec passion le spécifique d'où jaillira le salut; parfois même elle l'annonce. Hélas! autant de découvertes, autant de déceptions, quand elles ne constituent pas un danger de plus. Qui ne se souvient des universelles espérances suscitées par la tuberculine de Koch en 1890 et sitôt évanouies, comme les visions d'un rêve? A peine semés par le monde, les petits flacons de lymphe étaient brisés avec colère; mais déjà, en amenant la mobilisation des microbes à travers tous les organes, ils avaient fait trop de victimes. Médicament ou sérum, le remède de la tuberculose est encore à trouver.

En attendant, l'hygiène a pris très brillamment la place de la thérapeutique.

Vers 1860, alors que les hommes de l'art s'adonnaient tout entiers à la poursuite du remède antituberculeux, et que la maladie faisait oublier le malade, des praticiens expérimentés s'engageaient dans une tout autre voie, indirecte, mais sûre. Puisque la phtisie est principalement une maladie de langueur, de consomption, se développant surtout chez les tempéraments étiolés ou surmenés, le principe curatif ne serait-il pas, dans l'espèce, de mettre l'organisme atteint en

---

lisme, supérieure d'un cinquième à celle des femmes. Les deux sexes gardent jusqu'à quinze ans le même coefficient de mortalité. (Cf. Rochard, *la Tuberculose*, dans la *Revue des Deux Mondes*, 15 juillet 1891, p. 334 *sqq*.)

1. Il est nettement démontré, depuis Liebig, que les substances minérales sont les seuls aliments des végétaux. Sous l'action du bacille de Koch, le sodium, qui est pour l'homme le premier des minéraux alimentaires, est spécialement en déficit chez le tuberculeux, puis le phosphore, l'arsenic, le fer, le silicium, etc. De là l'importance de l'alimentation minérale dans le traitement de la phtisie. (Cf. *Revue scientifique*, 5 décembre 1903, p. 709.)

état de défense et de restituer à l'état général le maximum possible de vitalité et d'énergie ? La nature saurait bien ensuite réparer elle-même ses pertes sur place [1].

C'était une idée, non encore une méthode. Toutefois, les faits servirent bien l'idée ; car, peu à peu, des autopsies d'amphithéâtres se dégageait toujours plus lumineuse cette conclusion, antérieurement connue, il est vrai [2], que la phtisie, dans bien des cas, guérit spontanément et avant même que le malade se soit douté de son état, en vertu de la simple tendance évolutive qui amène le tubercule, sous des conditions favorables, à s'enkyster, à subir la transformation calcaire, et les parois de la caverne à se pourvoir d'un tissu cicatriciel fibreux.

Depuis, il n'est pas de jour qui n'ait apporté à cette vérité, devenue banale, une éclatante confirmation. C'est ainsi que le docteur Vibert a constaté, à la Morgue de Paris, sur 131 cas de mort violente, 17 cas de tuberculose parfaitement cicatrisée, en même temps que le docteur Loomis, de New-York, relevait 71 guérisons semblables pour 763 autopsies. Et faut-il rappeler l'exemple tragiquement fourni par l'infortunée reine Draga, dont les deux poumons se sont révélés du même coup, à l'examen, atteints et guéris de la tuberculose ? Le fait est même avéré aujourd'hui que, dans les grandes villes du moins, personne ne peut se flatter d'échapper complètement aux atteintes du mal. « Les autopsies faites dans les hôpitaux sur des sujets ayant succombé à des maladies quelconques, n'ayant rien de commun avec la tuberculose, apportent la preuve de ce fait ; car, dans ces conditions, il n'est pas de poumons et de ganglions où l'on ne puisse trouver, en cherchant bien, quelques lésions tuberculeuses [3]. » Fort

---

1. Hypothèse que les découvertes de Metchnikoff sur la phagocytose ont confirmée depuis, et même les théories d'Ehrlich sur les chaînes latérales (*Seitenkettentheorie*) ; comme aussi, mais d'un peu plus loin, les recherches curieuses de Bordet sur les cytotoxines. En ce temps-là, pure intuition. (Cf. *Revue des questions scientifiques*, année 1899, t. XLI, p. 300 *sqq.*)

2. On la trouve formulée dans Hippocrate : « Le phtisique, s'il est traité dès l'abord, guérit. » (*OEuvres*, liv. VII, édition Littré, p. 77.)

3. Héricourt, *Tuberculose latente et tuberculoses atténuées*, dans la *Revue scientifique* du 5 décembre 1903, p. 705 *sqq.* — Les statistiques fournies par Auspinel (*Processus curatif spontané de la tuberculose pulmonaire*, Paris,

heureusement, ces lésions, trois fois sur quatre, subissent la transformation fibro-crétacée, ce qui justifie surabondamment le mot de Salvat : « C'est la nature seule qui guérit le plus grand nombre des tuberculeux [1]. »

Mais, entre 1860 et 1870, cette démonstration était loin d'être faite avec la rigueur qu'elle offre aujourd'hui. En tout cas, elle n'avait nullement orienté la thérapeutique et c'est l'honneur des vieux praticiens de cette époque d'avoir, sur le terrain de l'action, devancé la science et proposé, par une intuition profonde, d'aider le processus tuberculeux à évoluer vers la guérison en soumettant le malade à un régime tonifiant et réparateur. Qui n'a rencontré parfois de ces vieillards aux pommettes légèrement teintées de rose, mais d'allure résistante, et qui avaient été, comme Gœthe, condamnés à vingt ans ? Autour d'eux, on racontait dans le vulgaire qu'ils avaient craché leurs poumons, ou, comme s'exprime le paysan wallon, leur estomac. Ils ne paraissent point s'en porter plus mal : ce sont les tenants de l'ancien régime, j'entends des premières méthodes appliquées au traitement, non pas de la tuberculose, mais du tuberculeux.

Méthodes ? Est-ce bien le mot ? Car on y allait un peu à l'aventure durant cette période des débuts, qui étaient des tâtonnements. De l'aérothérapie, l'idée ne germait point encore, elle n'existait même pas en germe : ce qu'on redoutait autant que la mort pour le patient chaudement calfeutré dans sa chambre close, n'était-ce pas précisément le froid et l'air ? Il était réservé à la politique, car tout se tient dans la chaîne des événements et des mondes, de provoquer un radical bou-

---

1897), Naegeli (*Virchows Archiv,*. Bd. 160) et autres confirment de tout point ces assertions, s'il s'agit d'individus dépassant la trentaine. De dix-huit à trente ans, la proportion des tuberculeux serait, d'après les données de Naegeli, de 96 p. 100 ; de quatorze à dix-huit ans, elle descend à 50 p. 100 ; de cinq à quatorze ans, à 33 p. 100 ; de un à cinq ans, à 17 p. 100. On ne trouve aucune lésion tuberculeuse chez les enfants âgés de moins d'un an. Les injections de tuberculine, avec la réaction caractéristique qu'elles provoquent, conduisent à des conclusions sensiblement concordantes. (Cf. Schrœder, *Ueber Grundlagen und Begrenzung der Heilstættenerfolge bei Lungenkranken*, p. 7 *sqq.* Munich, 1901.)

1. *Le Traitement et la guérison de la tuberculose par la lumière colorée*, p. 13. Nice, 1897.

leversement dans ces conceptions et d'amener, ou du moins de hâter l'éclosion, florissante aujourd'hui, de la cure d'air dans le voisinage des glaciers.

Jeté par les orages d'une révolution dans une vallée perdue des Alpes rhétiques, un réfugié badois, le docteur Alexandre Spengler, écoulait ses loisirs, aussi bien qu'il pouvait, à contempler cette race granitique, au dos en carapace, aux muscles d'acier, des vieux Grisons de la montagne, dont la figure osseuse et raboteuse, perdue dans le fourré d'une barbe qui se hérisse comme une touffe de roseaux aigus, servirait excellemment de modèle à une statue colossale de la santé. Et Spengler constata que la moyenne de vie, en cette vallée des vieillards, était de cinquante-six ans ; que la mortalité des enfants, dans la première année de leur existence, n'atteignait pas 7 p. 100 ; que la phtisie épargnait les habitants et que les indigènes expatriés qui rentraient chez eux gangrenés de tuberculose, en quelques semaines reprenaient vie et guérissaient.

C'était une découverte qui confirmait pleinement, et à point, les idées émises, mais non encore reçues. Aussi éveilla-t-elle immédiatement l'attention du monde médical et le célèbre balnéologue allemand, Meyer-Ahrens, dans une série d'études publiées en 1862, en fit ressortir avec une luxueuse profusion de détails la haute importance.

Trois années plus tard arrivait à Davos, du fond de la Saxe, en équipage mérovingien, lentement, mais sûrement, le doyen des curistes, l'étonnant docteur Unger, phtisique invétéré, qui retrouva bientôt dans ces balsamiques régions — il le disait, du moins — la vigueur de sa jeunesse.

La cure d'altitude était fondée ; elle ne tarda guère à conquérir, en dépit de mille obstacles, un intense développement. Bien des esprits d'une prudence timorée s'insurgèrent au début contre l'expérience et la taxèrent de nouveauté irréfléchie, d'engouement fatal. Oubliait-on que le père vénérable de la médecine, le divin Hippocrate, auquel il faut toujours revenir, envoyait déjà ses clients se remettre de la phtisie sur les montagnes, dans ce même air vif et pur où les dieux se nourrissaient d'ambroisie et d'immortalité?... Au reste, l'expérience a fait ses preuves et l'on ne compte plus, aujourd'hui, les sanatoria qui s'élèvent dans les replis montagneux de la Suisse, de l'Allemagne, de l'Autriche, en France un peu moins qu'ailleurs, — mais pourquoi? — partout où l'on découvre des coins ensoleillés, baignés d'air pur et à l'abri du vent.

Jusqu'ici un bon tiers des malades envoyés dans les stations climatériques des Alpes a trouvé la guérison complète ou une amélioration suffisante ; mais il est juste d'ajouter que les statistiques seraient autrement favorables si les malades arrivaient à temps, surtout s'ils savaient, ou s'ils voulaient, se soigner comme il convient. Règle générale statuée par des praticiens de grande expérience, entre autres par le docteur Schnoeller, l'éminent médecin catholique de Davos, tout phtisique au premier degré devrait guérir, et non seulement on ne conteste plus que la tuberculose sous toutes ses formes et à tous ses degrés est curable, mais il ressort nettement désormais que, de toutes les maladies chroniques, elle est, pour employer le mot de Grancher, « l'une des plus curables ».

De cette consolante vérité, qu'il serait urgent de redire à tous et partout, on aura, je crois, une preuve au moins approchante, si l'on veut bien se rendre un compte exact des phénomènes, de jour en jour mieux connus, que déterminent dans la vie organique les influences du climat d'altitude et qu'un traitement rationnel s'ingénie à discipliner, à orienter dans un sens salutaire.

Ces deux facteurs, physiologique et hygiénique, — thème de cette double étude, — entrent essentiellement, en effet, dans ce qu'on est convenu d'appeler aujourd'hui la cure d'altitude ou de montagne : ils montreront, à l'analyse, avec quels trésors de prévoyance la nature a pris soin d'armer l'individu, merveilleusement, pour la défense vitale, et comment, sous l'influence combinée du milieu et du régime, chacun des éléments constitutifs du climat — air, vapeur d'eau, lumière, température, pression — concourt à provoquer dans l'organisme, contre l'envahissement du microbe, une suprême et victorieuse réaction.

*
* *

Au premier rang des avantages offerts au tuberculeux par les stations climatériques de montagnes, il convient d'inscrire la qualité de l'air, sa délicieuse pureté.

Voici comment, au dix-septième siècle, F. Agravi définissait déjà le rôle de l'air atmosphérique : « Un air pur est utile à la santé ; il donne au corps la souplesse et la force, à l'âme de joyeuses dispositions ; par lui le caractère se perfectionne, les pensées s'élèvent, l'esprit se développe, et le goût et l'amour de toute activité naturelle nous sont donnés ; le sang circule plus animé, le visage offre un aspect florissant et vivant ; la poitrine comprimée du travailleur se dilate plus librement, la voix résonne claire et harmonieuse, la dyspnée disparaît, l'œil — cette perle du visage — devient plus clair, l'odorat et le goût s'aiguisent ; en un mot, l'air, ce centre d'attraction de toutes les créatures vivantes, impressionnables ou non, l'air est un immense bienfait. » Mais il a fallu les immortels travaux de Pasteur, sans parler des expériences d'Ehrenberg et de Tyndal, il a fallu les découvertes plus récentes de la microbiologie pour faire entrer ces vues dans la conscience des peuples civilisés.

Oui, l'air est le premier élément de la vie ; mais à une condition, c'est qu'il soit pur, débarrassé des poussières nocives et des microbes pathogènes qui en font, dans certains quartiers des grandes villes, l'agent de transmission de presque toutes les maladies graves.

Pour le tuberculeux en particulier, il y a là un péril mortel qu'il doit fuir à tout prix.

La poussière inorganique, par les fragments minéraux qu'elle disperse au vent, irrite les voies respiratoires, les corrode, ouvrant ainsi plus large la porte d'entrée au bacille, qui est lui-même un agent d'inflammation et de congestion. Quel est le bibliothécaire inexpérimenté qui ne s'est plaint de fièvre ou de malaise le jour où il a entrepris de secouer consciencieusement la poudre de ses grimoires ? Et quel larynx tant soit peu délicat n'a souffert d'irritation après une promenade sur les routes, par le vent ? Aussi, toutes les professions vouées à la poussière ont-elles la tuberculose plus maligne que les autres. En Italie, la proportion des décès pour cause de phtisie chez les tailleurs de pierre est de 18,5 p. 100, et de 18,7 chez les mécaniciens et chauffeurs. A Vienne, sur 100 boulangers, 43 meurent tuberculeux.

Et que dire des poussières organiques, inertes ou vivantes, qui flottent dans l'atmosphère des villes? Déchets d'homme ou de bête sous forme de plaques, de lamelles, de granulations, de fibres déchiquetées, de couches épidermiques, débris végétaux, poils simples, poils rameux, grains de pollen, spores de moisissures, — j'en passe, et des meilleurs, — puis l'innombrable armée des microbes, semence des plus noires maladies, micrococcus, bactéries, vibrions : voilà le contenu des bouffées que nous respirons sur les trottoirs de nos cités et qui infiltrent la tuberculose à un bon quart des commis de magasin.

Rien d'étonnant, dès lors, à ce que la recrudescence des décès pour Paris soit proportionnelle à la recrudescence des microbes [1].

Cette loi s'applique plus spécialement au phtisique, pour qui les poussières aspirées constituent des foyers d'irritation pulmonaire ou bronchiale et les microbes pathogènes de terribles agents d'infection. Or, il importe souverainement aux tuberculeux de ne point compliquer leur cas; surtout de ne point enrichir leurs tissus d'un microbe nouveau. Pourquoi la phtisie est-elle si meurtrière sous les tropiques? C'est que le plus souvent au bacille de la tuberculose vient s'adjoindre par inoculation cutanée, et dans un champ d'action étranger en somme à la lésion pulmonaire, le parasite de la malaria : contre ces deux ennemis l'issue de la lutte n'est pas douteuse. Mais combien plus redoutables encore

---

1. Le savant bactériologiste von Behring, professeur à l'Université de Marburg, a soutenu naguère au congrès des naturalistes et médecins allemands réuni à Cassel du 25 au 28 septembre 1903, et plus récemment encore à la Société berlinoise de médecine, le 18 janvier 1904, une thèse tout autre. Pour lui, tous les cas de tuberculose déclarée sont dus originairement à une infection tuberculeuse qui date des premiers mois de la vie et qu'il faut imputer au lait de vache dont on alimente les nourrissons. Cette théorie, ainsi exposée et sans preuves expérimentales à l'appui, de l'infection par les voies digestives, a été vivement combattue, surtout par les professeurs Fraenkel et Baginski qui lui opposent le témoignage absolument contraire des faits. (Cf. *Kœlnische Volkszeitung*, n° 57, 20 janvier 1904.)

les ravages, si, à l'action du bacille de Koch, et dans la lésion
pulmonaire elle-même, se surajoute l'action infectieuse
d'autres bacilles inoculés par inspiration, tels que streptocoques, staphylocoques, pneumocoques, tous agents de puru-
lence ! Bref, n'est-il pas saisissable à première vue que la
maladie prendra une allure tout autre dans une atmosphère
chargée de miasmes que dans un air limpide, riche en vertus
assainissantes ?

A ce point de vue, les régions montagneuses jouissent
naturellement, sur les pays de plaine contaminés par les
villes, d'une très précieuse supériorité : l'élément respiratoire s'y maintient dans un état de pureté relativement parfaite et n'apporte aux organes que de salutaires influences.

Voici, d'après les tableaux de M. Miquel, le savant direc-
teur du service microscopique à l'observatoire de Montsouris, quel serait le chiffre approchant des bactéries recueillies
par mètre cube d'air en différentes analyses : à Paris, rue
de Rivoli, 55 000 ; au parc de Montsouris, 7 600 ; dans une
chambre de l'hôtel Bellevue, à Thoune (560 m.), 600 ; dans le
voisinage du même hôtel, 25 ; au-dessus de 2 000 mètres, 0.
Freudenreich, en 1883, au col de Strahleck (3 200 m.) et au
pied de l'Eiger (2 100 m.), n'a pu découvrir un seul schizo-
mycète. Les analyses très précises de M. Jean Binot, en 1900,
ont fourni huit germes de bactéries sporulées par centimètre
cube dans l'eau des glaciers du mont Blanc, à une altitude
moyenne de 1 500 mètres, alors que les eaux de la Seine, à
Saint-Denis, ont réuni pour un même volume le chiffre de
4 325 000 bactéries[1].

Dans la vallée de Davos, les recherches rigoureuses de
Francis Handersen ont démontré l'extrême pureté de l'air
au point de vue bactériologique. Il suffirait au besoin, pour
s'en convaincre, de remarquer que les maladies infectieuses
y sont rares, d'ailleurs passagères et localisées. Sans aucun
doute, il est aisé de découvrir certains recoins et bas-fonds,
dans l'agglomération davosienne, où je ne hasarderais point
sans effroi mes poumons : la Suisse est le pays de la tolé-

---

1. *Annuaire de l'Observatoire municipal de Paris*, année 1900, p. 507.

rance et la police s'y montre maternelle. Mais aussi personne
n'est tenu de humer cet air-là de préférence à celui des
grands espaces découverts, et la dissémination des microbes
est peu à craindre dans cette calme vallée où les remous
atmosphériques, en hiver du moins, jouent un rôle à peu
près insignifiant. Quant aux débris poussiéreux, contenus
dans l'air normal à la dose de 5 ou 6 milligrammes par mètre
cube, — 23 milligrammes à Paris et 230 à Kharkof, — ils se
trouvent, durant les six mois d'hiver, radicalement suppri-
més, grâce à l'épaisse couche de neige dont le sol est revêtu.
De la sorte, les phtisiques vivent dans un milieu exceptionnel
d'assainissement qui leur permet de combattre avec plus
d'efficacité la maladie, l'air pur étant, à n'en pas douter, le
meilleur des désinfectants.

Il est, de plus, un facteur curatif, un reconstituant de
haute valeur, grâce sans doute à la forte proportion d'ozone
dont il se trouve nanti dans la région des alpages, ainsi que
l'ont révélé les analyses de Towsend et de Greathead.

On n'ignore pas, en effet, que l'ozone est un oxydant énergique, et son rôle dans l'économie animale doit tendre vrai-
semblablement à accélérer les combustions internes. Aussi
a-t-on recours aux inhalations de ce gaz pour activer le jeu
des échanges organiques, accroître la richesse du sang en
hémoglobine, relever l'appétit et les forces. Peut-être même
son action antiseptique a-t-elle la propriété de détruire les
germes qui occasionnent la putréfaction des matières organiques. Le docteur Régnier se croit en mesure de l'affirmer.

Il est certain, dans tous les cas, que l'ozone est spécialement favorable aux tuberculeux. Les observations faites par
le docteur de Pietra-Santa aux Eaux-Bonnes, à Alger et à Ajac-
cio, témoignent en effet que les phtisiques se portent mieux
dès que s'élève la proportion d'ozone dans l'air atmosphérique. Hayer dans les régions arctiques, Pope et Cisp au
Mexique et au Texas ont constaté de même que les maladies
des bronches et surtout la phtisie deviennent extrêmement
rares là où l'ozone atteint la dose maxima. L'on sait, au reste,
que les montagnards, les chasseurs, les marins, accoutumés
à vivre dans une atmosphère riche en ozone, sont particulièrement réfractaires à la tuberculose.

Cet avantage est donc commun à la montagne et à la mer.

* *

Mais si les plaines liquides rivalisent aisément pour la pureté de l'atmosphère avec les pics neigeux des Alpes, le climat d'altitude jouit, en outre, d'une propriété inconnue aux plages maritimes : l'air qu'on y respire est un air sec.

Il faut bien qu'il en soit ainsi, puisque la teneur en vapeur d'eau, dans les couches aériennes, décroît normalement, et suivant une progression rapide, avec l'abaissement de la température et que, par ailleurs, la source d'évaporation se fait moins abondante sur les sommets et moins étendue. Aussi, dans les hautes et froides régions du massif européen la tension de la vapeur descend-elle fort vite à un degré minime, condition qui est des plus favorables au bon fonctionnement du poumon et de la peau, très défavorable en même temps à la propagation des agents infectieux.

Ceux-ci, en effet, ne chérissent rien tant que les lieux humides qui sont comme leur patrie naturelle, et l'humidité atmosphérique contribue si puissamment à leur éclosion que le chiffre des spores cryptogamiques s'élève en temps brumeux à 200 000 par mètre cube d'air pour retomber à 30 000 par un temps sec, sans compter que la circulation même, le transfert de tout ce pullulement de germes morbides est assuré, du même coup, par les fines gouttelettes de brouillard, luxueux véhicule pour ces invisibles atomes.

A ce danger permanent ajoutez enfin l'action déprimante qu'exerce sur les organes de la nutrition l'air saturé de vapeur. « L'humidité chaude, a écrit Becquerel, rend le corps obèse et l'intelligence obtuse. » Ce qui, aux yeux de bien des phtisiques débonnaires, ne passerait encore que pour un demi-mal, sans doute, si tout n'était solidaire dans l'économie du corps et si le poumon n'avait à redouter, lui surtout, les pires ravages.

Avec un air extérieur déjà vaporeux jusqu'à saturation, comment serait-il possible à la quantité relativement considérable d'humidité exhalée par la surface pulmonaire de s'évaporer aisément et de dégager les parois dès lors trop moites des alvéoles? Précisément, et sans parler même de l'encombrement des sécrétions, c'est dans ces milieux tuméfiés que le bacille triomphe. Puis les vaisseaux périphériques se distendent, engorgés ; des troubles analogues s'introduisent dans les fonctions cutanées, s'ajoutent au désordre local, et les phlegmasies de survenir avec les congestions. Que brusquement la température s'abaisse, voici, par surcroît, les refroidissements subits, en tout cas une perte de calorique énorme pour l'organisme.

Tels sont, brièvement analysés, les méfaits les plus saillants de l'humidité atmosphérique et il n'est que trop facile de les toucher du doigt, littéralement, sur le pouls des tuberculeux. Aussi, rien de désolant comme l'aspect d'une salle d'hôpital par les journées chaudes et lourdes de l'été : dyspnée, fièvre, lassitude, inappétence des pauvres malades, tout concourt à donner la plus vive impression de leur affaissement et de leur désarmement vis-à-vis du mal.

Contre ces inquiétantes atteintes, ces poussées morbides, le phtisique se trouvera supérieurement immunisé dans les climats extrêmement secs des hautes régions. Il lui semblera même que la sécheresse de l'air est plutôt excessive, à ce point que bien des gens, d'épiderme trop délicat, en souffrent au début, et se récrient.

Le curiste tout fraîchement débarqué à Davos ne manque point d'admirer, pesamment suspendus au rebord des lucarnes, les beaux jambons, ou, capricieusement déroulés en chapelet sous les poutrelles du toit, les saucissons de toutes nuances et de toutes provenances, qui sèchent au froid, si l'on peut dire, — produits fameux, en effet, de la charcuterie rhétienne, et salutaires, et savoureux, que la vigilance des hôteliers vous servira chaque soir en tranches diaphanes sous escorte de moutarde et de beurre frais, et que l'usage, peut-être un peu irrespectueux, en cela, du droit des gens, a décorés du nom classique de *viande de Grison*.

A ce spectacle de dessiccation spontanée, qui l'étonne, le curiste dépense longuement son attention et il conçoit dès lors, il apprécie les bienfaits de la cure à l'air libre. Mais de secs craquements, la nuit, le réveillent en sursaut, inquiet :

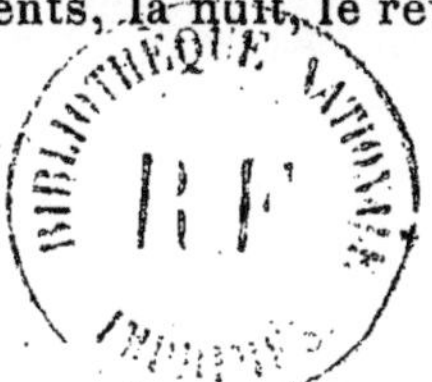

c'est le bois qui travaille, une porte qui se fend, un meuble qui se fissure, la cloison qui éclate... Lui-même observe bientôt, avec un effroi croissant, que, pour lui, c'est tout pareil : ses mains se fendillent, toujours plus ; ses ongles se brisent comme verre ; son visage se fait rugueux, s'écaille ; et le voilà donc un beau matin, sous le coup des mêmes phénomènes atmosphériques, boucané comme les jambons, lézardé comme les bahuts.

On voit les élégants céder à une noire mélancolie et se demander, avec un brin d'épouvante dans l'âme, s'ils ne sont pas en train de revêtir, sous l'action du milieu, la rude écorce des vieux Grisons. Aussi quelle ruisselante profusion de cosmétiques aux secrètes vertus pour combattre victorieusement cette lèpre des sommets, depuis le vulgaire cold-cream qui blanchit et lénifie, jusqu'à la pâte Haussmann « qui fait de la peau un velours » ! Et dans l'emploi des graisses savantes, quelle virtuosité, à commencer par l'axonge pour finir, en désespoir de cause, à la graisse d'ours ! Non, certes, ce n'est point sans d'héroïques efforts que l'on arrache au processus de la desquamation les épidermes satinés.

Quant aux professionnels du cigare, ce serait, à les en croire, un martyre de tous les instants, martyre du feu dans une de ses variantes les plus modernes. La dessiccation ayant pour effet d'altérer la continuité des tissus, il arrive que le regalia ou le londrès, à peine allumé, s'éteint. Malheur réparable, en vérité ; mais la feuille est desséchée à se rompre ; elle réclame des prodiges d'adresse et de souplesse, avec quelle mimique de gens torturés ! pour éviter que le trop délicat cylindre, sous la pression du doigt, ne se brise : piquant spectacle à contempler dans un fumoir, comme d'équilibristes qui auraient à soutenir de l'extrémité de leurs phalanges le symbole de la fragilité. Hélas ! il est rare, extraordinairement rare que ce symbole trop essoré poursuive jusqu'au bout son rôle capital, qui est de s'évanouir en fumée. Une fissure dans la cape, soudain, un imperceptible éclat sous la nervure, et le cazadores, trop sec, brise avec son fumeur...

Périssent les cigares, toutefois, si quelque chose doit périr sur ces sommets ! Car le mal est autrement grand qui s'at-

taque à la conservation des légumes verts, des fruits juteux
dont la sève s'évapore, et qui suce jusqu'à la chair les belles
oranges fondantes, délices des fiévreux.

Au fond, minimes inconvénients. Et pourquoi s'en plaindre?
S'ils constituent la rançon du climat, ne sont-ils pas, surtout,
le témoignage palpable de ses bienfaits?

Les causes de cette parfaite siccité apparaissent obvies.

C'est d'abord, avec l'éloignement des mers et des grands
lacs, la situation géographique du val de Davos abrité dans
les replis intérieurs des Alpes. Naturellement, sur les premiers contreforts et sur les flancs découverts des massifs,
les souffles humides venus du large abandonnent de leur
vapeur d'eau la plus large part avant d'atteindre le Rhæticon.

C'est aussi, et plus encore, la configuration de la vallée
et la nature du terrain. A ces hauteurs, où la végétation
vient mourir, sur ces pentes abruptes de calcaire ou de granit
recouvertes d'un léger humus, les précipitations aqueuses
— environ 933 millimètres par an — séjournent peu ou
point; on voit tout aussitôt se former en filets leur masse,
puis rouler en torrents, bondir en cascades, vers les berges
escarpées de la Landwasser pour s'en aller rejoindre, en
bouillonnant, les flots glauques du Rhin. Une heure après
l'orage, il n'est plus trace de pluie sur les trottoirs.

D'ailleurs, le sol est jonché l'hiver d'une couche profonde
de neige qui ne disparaît qu'en avril, neige menue, tombée
en voltigeante poussière, dont on secoue les flocons sur ses
vêtements comme des grains de grésil et que les malades
— c'est une de leurs innocentes distractions — arrivent rare-
ment, même à une température voisine de zéro, à aggloмé-
rer en boule. Non, la vieille physique du moyen âge n'eût
point découvert là « l'humide radical », comme on disait en
Aristote.

Enfin, il est juste d'ajouter que les journées, ou pour être
rigoureusement exact, les matinées brumeuses sont rares,
environ dix-sept par an.

Si donc on a pu sérieusement parler de l'humidité de
Davos, c'est que l'on a commis une étrange méprise en inter-
prétant la valeur des tables hygrométriques dressées par les

soins du Kurverein. La moyenne de l'hiver pour l'humidité *relative* est bien de 81 p. 100, chiffre qui pourra sembler au premier abord défavorable. Mais il ne faut pas oublier que le mouvement de l'hygromètre est lié intimement aux variations du thermomètre, la quantité de vapeur d'eau requise pour amener l'air à saturation devenant d'autant plus faible que la température devient plus basse[1].

A la température de $+30^0$, par exemple, le poids maximum de vapeur d'eau qui peut être contenu dans 1 mètre cube d'air est exactement de 30 gr. 04 ; à 0^0, il n'est plus que de 4 gr. 8, et, à -20^0, de 1 gr. 08. Il en résulte que, dans un climat froid comme celui de Davos, l'hygromètre placé à l'ombre accusera naturellement un degré d'humidité relative assez élevé pour une très minime quantité de vapeur en suspension.

Mais, au point de vue du malade lui-même et des effets salutaires de l'air ambiant, est-il besoin de faire remarquer que ce n'est point la température de l'air extérieur, prise à l'ombre, qu'il convient d'envisager précisément, mais bien la température beaucoup plus élevée du milieu spécial où vit le tuberculeux, galeries, promenades ensoleillées, appartements, non moins que de la couche d'air qui se trouve en contact direct avec les tissus ? Ainsi voit-on l'hygromètre marquer à la même heure 80 p. 100 sous l'auvent du Kurverein, et 50 p. 100 sur les terrasses baignées de soleil, ce qui est d'un air aussi sec qu'il convient de le souhaiter.

Remarque analogue pour les phénomènes de la respiration. L'air introduit dans les poumons, en plein hiver, à la température de -20^0, peut être relativement humide ; mais le poids de vapeur d'eau qu'il contiendra, même à saturation,

---

1. Il importe de ne pas confondre l'*humidité absolue*, quantité réelle de vapeur contenue dans l'air, avec l'*humidité relative*, qui est le rapport entre la quantité de vapeur d'eau contenue dans un certain volume d'air et la quantité que cet air contiendrait à l'état de saturation, la température restant la même. Apprécier l'état hygrométrique de l'air, c'est considérer à quelle distance du point de saturation se trouve la tension actuelle de la vapeur contenue dans l'air. Dire qu'il fait très humide n'indique pas nécessairement que l'air renferme une dose considérable de vapeur d'eau, mais qu'il contient presque toute la quantité dont il est susceptible de se charger à la température du moment.

restera toujours des plus minimes, au maximum 1 gr. 08 par mètre cube. Échauffé progressivement au contact de la muqueuse pulmonaire, il sortira, saturé, à une température de 30 à 32⁰, par conséquent chargé d'au moins 30 grammes de vapeur d'eau par mètre cube d'air expiré. L'écart est énorme et tout au bénéfice du poumon, résultat qui ne serait point dépassé, pas même atteint, dans un climat maritime, si sec qu'il fût, où la température s'élèverait seulement à $+ 20^0$, puisque l'apport en vapeur d'eau s'élèverait nécessairement, lui aussi, avec la température de l'air extérieur et restreindrait d'autant le jeu de l'évaporation interne.

De là s'explique, croyons-nous, l'apparente contradiction qui surgit sur ce point délicat entre les données de la physique et celles de la physiologie.

Physiquement, à ne consulter que les tables hygrométriques du bureau météorologique de Davos, on sera porté à conclure que l'air de la vallée est « modérément humide »; physiologiquement, à constater les effets produits sur l'organisme, il faut bien reconnaître que Davos jouit d'un climat exceptionnellement sec. Seulement, au point de vue de l'air ambiant, l'hygromètre du Kurverein est placé dans un milieu spécial, le plus défavorable au point de vue de l'humidité relative, étant le plus froid, tandis que le malade, vivant surtout au soleil, ou dans une habitation chauffée, étant lui-même une source de chaleur qui se communique par contact à la couche d'air immédiatement voisine du corps, se trouve en des conditions thermiques tout autres, qui modifient singulièrement pour lui l'état hygrométrique de son propre milieu. Aussi, n'est-ce point tant l'humidité *relative*, mais bien plutôt l'humidité *absolue* de Davos qu'il faut envisager, pour supputer exactement la valeur hygrométrique et les effets bienfaisants de ce milieu particulier.

On conçoit sans peine les avantages très positifs qui résultent de cette situation privilégiée pour le traitement de la phtisie. L'organisme se sent plus dispos, les tissus deviennent plus fermes, les muscles plus élastiques, le corps est moins frileux, toutes choses qui favorisent l'exercice et permettent le séjour continu au grand air.

A noter aussi l'influence exercée sur l'appareil sudoral et la perspiration insensible. Bien des malades s'imaginent qu'ils ne transpirent pas à Davos. C'est une erreur. Seulement, ils ne remarquent pas que, dans l'air très sec, les humeurs sécrétées s'évaporent et disparaissent sans laisser trace, ce qui offre l'avantage de rendre infiniment plus rares les refroidissements.

Plus bienfaisante encore l'action locale sur le poumon atteint. Rien ne favorise, en effet, le processus tuberculeux et le développement des bacilles comme les sécrétions surabondantes de la muqueuse respiratoire, sécrétions dont le malade parvient à se débarrasser en partie, mais péniblement, grâce au mécanisme compliqué de la quinte de toux. L'air sec remplira cette fonction au mieux, en prélevant sur les 200 mètres carrés qui constituent la surface pulmonaire une dose de vapeur d'eau d'autant plus forte que l'air inspiré sera tout à la fois, comme nous l'avons dit, et plus froid et plus sec. Ainsi disparaissent les mucosités en même temps que la toux.

Enfin, dernier résultat à signaler aux fébricitants, c'est l'abaissement de température que fait subir au sang, dans le parenchyme pulmonaire, le fait même de cette abondante évaporation, comme en témoignent les magnifiques expériences de Claude Bernard sur le sang du cœur gauche.

*
* *

Un air pur est généralement un air ensoleillé. Or, la lumière du jour est un élément de santé précieux, un moteur puissant de la vie. *Dove è il sol, non è il medico*, dit le proverbe italien : là où le soleil pénètre n'entre pas le médecin.

C'est que la lumière par elle-même, et, plus que toute autre, la lumière solaire, exerce sur l'ensemble de nos organes un pouvoir dynamogénique de très haute valeur, soit par le seul effet des rayons lumineux, soit par l'action des rayons calorifiques et chimiques qui en sont le complément. Examinez les pâles criminels qui sortent d'une longue prison, observez les mineurs qui vivent dans leur trou noir, ou encore ces blêmes enfants des climats brumeux, n'est-ce pas une race étiolée qui vous apparaît? Progressivement, sous l'influence déprimante de la privation de lumière, la composition du sang s'est altérée. Tandis que la partie aqueuse augmentait, une diminution notable survenait dans le nombre des globules, dans l'albumine, dans la fibrine, amenant ainsi la teinte anémique et la décoloration mate de la peau, la bouffissure de la face, la tendance aux hémorragies, prodromes de la phtisie chez ces individus.

Serait-ce également la raison pour laquelle la tuberculose guérit plus difficilement chez les blonds que chez les noirs? On l'a soutenu avec de plausibles arguments. En tout cas, c'est un fait : heureux les yeux noirs et les cheveux d'ébène !

A tout âge et à toute race il faut donc l'excitation lumineuse qui développe le corps, affine les organes, donne la couleur et la gaieté, et la science arrive à préciser suffisamment la nature des fonctions que remplit la lumière, pour toute la série des êtres vivants, dans l'enchaînement des phénomènes de la vie organique. La plante a besoin d'une quantité déterminée de lumière pour vivre et se développer, et non seulement d'une certaine somme, mais encore d'un certain choix de radiations variant avec l'espèce. Grâce au rayonnement, la réduction de l'acide carbonique par les feuilles s'accélère, les hydrates de carbone s'élaborent et se fixent dans les tissus, la fleur se revêt de couleurs vives et de parfums.

Sur l'organisme animal, même action, car le soleil se peint dans la faune aussi bien que dans la flore d'une contrée. Au reste, Moleschott a reconnu, et Périer après lui, que dans l'acte de la respiration le dégagement d'acide carbonique s'accroît avec la lumière, en même temps qu'il varie sous le jeu des différents rayons. S'il est de 100 unités, par exemple, sous l'influence de la lumière blanche, les rayons bleus produiront 123 unités, et 175 les radiations jaunes. Pott et Græffenberg ont observé, en outre, que l'absorption d'oxygène, comme aussi la quantité d'hémoglobine, est plus forte au grand jour qu'à l'obscurité. D'après Yung, ce seraient les radiations violettes qui activeraient le plus favorablement les phénomènes de nutrition, surtout l'assimilation, et peut-être n'a-t-on pas oublié les expériences de Pleasanton communiquées à l'Académie des sciences, en 1871. Des petits porcs avaient été installés sous un dôme de verres violets; en deux mois, ils avaient gagné 32 livres de plus que leurs congénères logés dans une radieuse étable aux verres blancs [1].

Quoi qu'il en soit de ces faits et de leur interprétation, il est hors de doute que la lumière favorise le développement des êtres organisés, particulièrement de l'homme, et il ressort avec évidence des statistiques de Malling-Hansen que la croissance des enfants est plus rapide aux époques où la lumière est plus intense. Aussi est-il opportun de rendre justice, en passant, au vieux Caton et à tous ces Romains, plus pratiques et madrés que nous, qui deux fois le jour s'en allaient au *solarium* de leur maison enrichir leur sang et oxygéner leurs tissus dans un bain prolongé de soleil.

Seul, le microbe, ennemi de l'homme, redoute la lumière. C'est un fils de la nuit, un ouvrier de ténèbres, qui opère et se multiplie dans l'ombre, qui pullule dans tous les lieux obscurs, comme on l'a constaté pour les tunnels des métropolitains de Londres et de Paris. Le jour lui est mortel, et le bacille de la tuberculose, même sous sa forme extraordinairement résistante de spore, ne tient pas deux heures contre le pouvoir bactéricide du rayon solaire [2].

En général, le nombre des bactéries de l'air est intimement lié aux vicissitudes de la radiation; il passe par un maximum au lever du jour pour tomber au minimum vers le soir, et, dans le faisceau lumineux, ce sont les rayons très réfrangibles, bleus, violets, ultra-violets, qui possèdent le pouvoir bactéricide le plus élevé. On a bien essayé de suppléer à l'action antimicrobienne de la lumière diurne par celle de l'arc électrique, mais sans l'égaler; en deux heures, le soleil produit sur les bacilles typhiques un effet supérieur à celui que peut produire l'arc électrique de 1 000 bougies pendant six heures.

1. Cf. le *Traité de physique biologique*, t. II, p. 275 *sqq.*, publié sous la direction de MM. d'Arsonval, Chauveau, etc. Paris, 1903.
2. Ainsi se purifient les fleuves en roulant leurs flots au soleil. A Mantes, la Seine se retrouve aussi limpide qu'avant son entrée à Paris, et l'Isar, qui contient 13 000 microbes par centimètre cube en quittant Munich, n'en a plus que 2 400 après un parcours de 33 kilomètres accompli en huit heures.

De là, au point de vue sanitaire, l'importance des climats ensoleillés, surtout des climats où le soleil est plus à même d'atteindre son maximum d'intensité lumineuse, c'est-à-dire loin des centres populeux, et sur les hauteurs.

Les relevés actinométriques démontrent, en effet, que, dans les villes, les rayons solaires perdent jusqu'à 40 et 50 p. 100 de leur pouvoir actinique. Et ceci se conçoit, les particules solides de fumée ayant la propriété de condenser autour d'elles la vapeur d'eau [1] et formant ainsi un écran brumeux qui intercepte de préférence les radiations les plus réfrangibles, radiations les plus efficaces de toutes au point de vue antiseptique. Au contraire, dans l'air sec et pur des montagnes, du moins dans certaines vallées assez haut situées pour dominer la région des brumes et assez peu profondes pour laisser le soleil pénétrer à loisir, la radiation solaire exercera librement sa pleine efficacité. On peut dire que l'intensité du rayonnement est en proportion inverse de l'humidité de l'air, lequel absorbe d'autant plus les rayons chimiques, aux ondulations courtes, que les couches de l'atmosphère sont plus vaporeuses.

A Davos, ce rayonnement est particulièrement sensible, au point de vue de la durée comme à celui de l'intensité. Il est fort rare qu'il y ait une journée sans soleil, et dans l'hiver de 1903, par exemple, durant les mois de janvier, février et mars, on n'a guère compté plus d'un jour par semaine où la durée de l'insolation ne fût pas d'au moins deux heures, la moyenne atteignant alors quatre heures quarante-cinq minutes.

La moyenne quotidienne de l'année est de quatre heures trente minutes, et pour les six mois de la saison d'hiver, du commencement d'octobre à la fin de mars, si l'on compare la durée réelle de l'insolation avec le maximum qu'elle atteindrait par un temps idéal, on constate la proportion surprenante de 54,7 p. 100, alors que cette proportion n'est à Lausanne que de 33,7 p. 100 et sur le sommet isolé du Saentis, à 2500 mètres d'altitude, de 44,7 p. 100 [2].

Quant à l'intensité de la radiation, elle est surprenante, en

---

1. Cf. de Joannis, *les Ions*, dans les *Études* du 5 octobre 1903, p. 55 *sqq.*
2. Dufour, *l'Insolation en Suisse*, dans les *Archives des sciences physiques et naturelles*, t. XVI, p. 428 *sqq.* Genève, 1903.

vérité. On voit fréquemment le thermomètre marquer au soleil, sur les galeries ouvertes, 39⁰ centigrades en décembre, 41⁰ en janvier, 51⁰ en février ; et l'on a établi que le rayon calorifique solaire, qui est à Paris cinq fois plus faible en décembre qu'en juin, est à Davos deux fois seulement moins intense. Pour le photographe, le temps de la pose et des opérations chimiques se réduit, par rapport à la plaine, de plus de moitié ; les expériences que font au début les amateurs se résument inéluctablement par un désastre.

Il serait aisé d'accumuler les preuves.

Mais est-il un témoignage plus éclatant, plus précis et plus charmant tout à la fois, que le témoignage étalé sous nos yeux par la flore de ces contrées, si vigoureuse dans sa croissance, si prodigue de la vertu de ses aromes et de l'opulence de son coloris ? En quelques heures d'aube et de soleil, on les voit sourdre, encore cerclées de neige, les hâtives fleurettes, sous le jeu doré des rayons : gracieuses et soyeuses anémones qui, discrètement, resplendissent à la pointe naissante des herbes, comme un semis d'étoiles ; ravissants œillets roses à couronne de pourpre, d'un velouté si doux, mais d'une rutilance de tons pareille à la flamme ; épis fauves des aconits mêlés aux laiteuses clochettes des campanules, et ces humbles gentianes qui penchent mélancoliquement vers le sol leurs urnes d'azur historiées de noir ou ponctuées de violet, vivants saphirs dont le bleu profond semble emprunté à des cieux inconnus. Puis, quels parfums suaves, subtils, s'exhalent des gazons verts, des mille espèces de cryptogames et d'herbacées, depuis l'auricule pénétrante et âcre jusqu'à la mousse des rochers aux senteurs de violettes ! Autant d'effets sensibles et bienfaisants du rayonnement chimique, beaucoup plus vif, et ardent à ces hauteurs, dans l'air léger des montagnes, que sous les couches vaporeuses de la plaine.

L'organisme, à son tour, s'en ressent. Comme la sève dans les fleurs, un sang plus riche, plus actif, circule à travers les tissus, grâce aux excitations de l'onde lumineuse : c'est l'irradiation de la santé.

Ce renouveau de printemps, il faut l'acheter, à vrai dire, au prix de quelques sacrifices surtout coûteux à l'amour-

propre. Devant l'intensité de ces rayons dardés par un brûlant soleil et dont scintillent sur les cristaux de neige, inces-
samment, les miroitantes lueurs, on a d'abord à prémunir sa
vue, à parer à l'éblouissement. Mais par quel expédient gra-
cieux! Une énorme paire de lunettes bleuâtres, aux verres
étrangement bombés, que supporte une résistante armature,
évocatrice des âges chevaleresques, est chargée de ce soin.
Voilà qui fait chanceler bien des courages et qui désespère
bien des visages!... Ce qu'on n'évite point, toutefois, avec les
plus sagaces inventions de la vanité aux abois, ce sont les
morsures de cette piquante lumière, qui fane le teint et qui
noircit.

Aussi, vers la fin de l'hiver, le spectacle est-il curieux
et gai de ces malades ragaillardis par le climat, et qui retien-
nent sur leurs joues, avec le hâle coloré des embruns, quelque chose de la chaude patine des vieux bronzes florentins...

*
* *

Et cependant le fond de l'air reste glacé à l'ombre, à peine
attiédi de quelques degrés au soleil. Mais c'est tout gain pour
le corps affaibli, le froid lui-même ayant son rôle important
à jouer dans la réparation des forces. Comme l'expérience le
démontre aisément, à mesure qu'il accentue pour le corps la
déperdition thermique, l'abaissement de la température accélère d'autant le mouvement organique, en excitant le besoin
de réparation, qui, lui-même, fait appel à toutes les fonctions
de nutrition.

Et l'on conçoit bien qu'il en soit ainsi. Pour que la température interne demeure constante en dépit du froid, ne
faut-il pas que les combustions organiques développent leur
intensité, de telle sorte que la quantité d'hydrocarbures, —
graisses, sucres, féculents, — aliments productifs de chaleur, soit en mesure, une fois digérée et assimilée, de réparer
la perte de calorique? Dès lors, l'appétit s'aiguise, la faculté
digestive s'accroît, l'assimilation se parfait. En même temps,
le sang, plus riche en globules, grâce à une respiration largement activée, circule aussi avec plus d'entrain, sous les
battements accélérés du cœur, tandis que les combustions

vont déployer dans l'intime des tissus leurs mystérieuses et dévorantes énergies. Admirable phénomène — est-il besoin de le noter? — où la défense organique, après avoir mis en jeu toutes ses ressources comme approvisionnement, mobilisation, recrutement, fait appel à toutes ses puissances d'attaque en face de la lutte suprême, car c'est bien la lutte pour la vie qui est en cause, pour laisser l'organisme, finalement, non seulement vainqueur, mais encore fortifié.

Fortifié? Certes, on le serait à moins, vu la façon vaillante et brillante dont se comporte l'estomac le plus frêle à l'égard des plus copieux et des plus substantiels aliments. Il fait mieux que de les supporter, ce qui déjà serait tenu pour un succès : impérieusement, il les réclame.

Quel curiste ou touriste venu des plaines, et dont l'estomac est sain, n'est surpris d'abord, voire stupéfait, de tout ce qu'il est capable d'ingérer à Davos et de s'incorporer? A peine le train léger du Rhæticon qui vous amène a-t-il stoppé en gare, au milieu de la foule des curieux qui inspectent et des portiers galonnés qui attendent, avant même que vous ayez sauté du wagon sur le quai, humant les premières bouffées d'air pur, l'appétit est là, qui vous frôle de son aile. Il ne vous quittera plus. Et ni les pyramides de choucroute au déliquescent saucisson de Francfort, ni les paniers d'œufs frais et les montagnes de tartines beurrées ne le satisferont plus. C'est un abîme qui se creuse en vous et qui appelle un autre abîme.

— Je ne sais quel sortilège, disait un nouveau venu, après s'être servi par deux fois de tous les mets d'un plantureux repas ; mais une irrésistible envie me prend d'aller dîner maintenant au Kurhaus.

— Oubliez-vous que nous sortons de table ?

— Eh quoi ?... Ce petit apéritif ?...

Plus d'un ne dit rien, qui ne mange pas moins. C'est la loi des sommets, cela : l'alimentation se faisant aussi aisée qu'elle est indispensable, à ces froides températures. Pour fournir quand même au tourbillon vital l'innombrable quantité de molécules organiques dont il inonde nos tissus, il faut bien que les glandes digestives exécutent des prodiges de sécrétion et de transformations chimiques. Aussi n'y manquent-elles point. Le suc gastrique excite la sensibilité de l'estomac, l'eau vient à la bouche, suivant l'expression consacrée et juste, et l'on sait à quel point ces phénomènes provoquent l'appétit. Des médecins ont pu recommander à leurs patients de gober en dehors des repas jusqu'à vingt-cinq œufs par jour!...

A ce compte, — nul n'en sera étonné, — on augmente vite en poids, et le curiste, délicieusement, s'arrondit. Inappréciable bienfait, au physique d'abord, mais au moral infiniment plus. N'est-ce pas un peu comme si l'on assistait à sa propre résurrection? Pas n'est besoin d'avoir suivi durant de longues heures les invariables confidences des malades sur le balcon pour s'apercevoir que cette rénovation de tout l'être, ce recouvrement successif des molécules disparues exercent sur les esprits la plus douce des consolations, la plus savoureuse de toutes les jouissances.

Mais peut-être, à la pensée de cette surabondante alimentation, en vient-on à se demander de quelle température polaire est frappée cette Sibérie de la Suisse, et quelle surcharge de fourrures et d'habits, proportionnée au revêtement interne, sera capable de conjurer le refroidissement extérieur?

Observons tout d'abord que le froid n'a rien d'outré, la température moyenne annuelle étant de 2⁰,5 centigrades, comme à Saint-Pétersbourg, et la moyenne des six mois d'hiver n'atteignant pas —2⁰. Le minimum, en janvier 1903, a été de —21⁰, en février de —22⁰,5[1]. Du reste, la nature a tout prévu, elle qui dispose si prudemment toute chose. Il arrive précisément que cette suractivité des fonctions nutritives remplit une double fin : non seulement elle compense, par une combustion plus vive, la perte de calorique venue du dehors, mais elle a pour effet de revêtir en même temps l'organisme d'une enveloppe adipeuse qui, moelleusement, l'enserre comme un manchon.

Ajoutez à cela que la sensation du froid se trouve, dans cet air si sec, réduite à un strict minimum qu'il est aisé de

---

1. Le 31 janvier 1891, le thermomètre est tombé à — 31°; mais c'est un fait absolument exceptionnel.

soutenir. Aux claires soirées d'hiver, les balcons gardent jusqu'après neuf heures tous leurs malades, lisant, musant, devisant sous les feux des lampes électriques, et fort éloignés de soupçonner le moins du monde, dans la tiède chaleur de leurs plaids, que le thermomètre en est au degré 20 sous zéro. Le jour, aux belles heures, au milieu des ardents rayons que projette le soleil et que réfléchit de toutes parts l'immense cirque des montagnes, chapeaux de paille et parasols sont de rigueur, et comme cette clémence infiniment douce de l'air invite à la promenade et favorise l'exercice, en un clin d'œil les sentiers en lacets qui serpentent au long des versants boisés, se trouvent envahis par les piétons, tandis que se profilent vivement sur des routes de neige, au loin, les traîneaux sonores, pavoisés d'ombrelles.

Assurément, pour qu'une température de glace permette la vie au grand air, une condition s'impose, absolue, c'est que l'atmosphère soit parfaitement calme et le site abrité des vents, condition des plus rares à vérifier, disons-le, et c'est là précisément ce qui rend si malaisé le choix d'un emplacement pour une station d'altitude. Si le régime des tempêtes, les vents violents ou même les simples courants froids obligent le phtisique à se confiner au coin de son feu, dans un local hermétiquement fermé, s'ils l'exposent aux refroidissements, aux irritations des bronches, aux inflammations intercurrentes, mieux vaut, à coup sûr, rester paisiblement dans la plaine, chez soi. Un exemple des plus typiques se présente à Davos, quand souffle au printemps le Fœhn, « ce brûlant démon de l'Afrique », ainsi que l'a baptisé, d'une formule d'ailleurs hétérodoxe, l'imaginatif Michelet. Sous les rafales, dans les brusques tourbillons, qui songerait à mettre le nez à l'air, à s'opiniâtrer sur les galeries ?

Heureusement, ces mauvais jours sont rares.

En général, surtout pendant l'hiver, l'atmosphère est splendide de calme et de sérénité. Orientée du nord-nord-ouest au sud-sud-ouest et protégée au nord par la gigantesque muraille du Rhæticon, où viennent se heurter et se briser les vents boréens, la vallée de Davos, à part ces quelques sautes du Fœhn, n'a rien à craindre des souffles du large.

Quant aux courants de formation locale, — l'Obsiluft et le
Nidsiluft, pour emprunter l'expression suisse, — qui remon-
tent durant le jour les vallées pour les descendre pendant la
nuit, obéissant ainsi à l'inégal échauffement et refroidissement des parties hautes et des parties basses, la protection,
contre eux, n'est pas moins efficace. Au rebours de ce qui
se passe ailleurs, et grâce aux phénomènes d'érosion qui ont
mis en contact singulier, dans les âges géologiques, le val
minuscule de Davos avec la puissante vallée perpendiculaire
du Prættigau, il arrive, par une très curieuse exception, que
le courant diurne, au lieu de remonter le couloir davosien
du sud-ouest au nord-est, le descend au contraire en sens
inverse, du nord-est au sud-ouest. En effet, les masses d'air
ascendantes qui arrivent de Landquart vers Klosters attei-
gnent sur les hauteurs de Wolfgang une pression supérieure
à celle des courants davosiens et, par le passage ouvert,
s'échappent en pente douce vers Davos et les Zuege.

Au point de vue climatérique, ce curieux phénomène est
gros de conséquences. Car, les galeries et vérandas étant
naturellement exposées au midi, les malades se trouvent
dès lors, aussi parfaitement que possible, à l'abri du vent :
libre à eux de s'adonner, dans la paix atmosphérique qui les
enveloppe et mollement les endort, aux charmes de la cure
d'air.

Les brusques écarts de température sont inconnus à Davos,
sauf à l'heure précise où le soleil se couche, et il est inutile
de faire observer que les sécrétions bronchiques, sous l'action même du froid, diminuent, tandis que les sécrétions
cutanées disparaissent.

Petites causes, effets grandioses.

*
* *

A tous ces bienfaits du climat d'altitude, il convient d'ajouter celui de l'altitude elle-même, qui exerce sur l'état général
et aussi, directement, sur l'organe respiratoire son action
particulière, nullement banale.

Ce n'est pas d'aujourd'hui que l'on a constaté que les cas
de tuberculose se font plus rares sur les montagnes, et cela

proportionnellement à la hauteur. En Suisse, à une altitude de 200 à 500 mètres, la mortalité pour cause de phtisie est de 8,6 p. 100 ; entre 1500 et 1800 mètres, elle n'est plus que de 4 p. 100. On peut dire que la tuberculose est exceptionnelle en Europe au-dessus de 1600 mètres, et sur les plateaux des Andes ou des Cordillères, à partir de 2000 mètres. Quito, à la hauteur de 3000 mètres, est entièrement indemne, malgré le chiffre de ses quatre-vingt mille habitants.

Mais, jusqu'en 1890, personne ne songeait que l'altitude, comme telle, fût pour quelque chose dans cette immunisation.

C'est alors que le chimiste Müntz, ayant dirigé un convoi de lapins sur le pic du Midi, trouvait à l'analyse, après un séjour de quelques semaines, pour 100 grammes de sang, 70 milligr. 2 de fer, tandis que la moyenne, dans les basses régions, n'est que de 40 milligr. 3. Vers la même époque, le docteur Viault atteignait à Marococha (Pérou) une hauteur de 4392 mètres et découvrait dans le sang une augmentation de globules rouges extrêmement notable, rapide et proportionnelle aussi à la différence des altitudes de départ et d'arrivée : les hématies s'étaient élevées de 5 millions, moyenne normale, à 8 millions par millimètre cube. Et le fait était bien d'ordre général : le sang de poulet lui-même — irrécusable témoignage ! — s'enrichissait de globules rouges, au bénéfice de 10 p. 100.

Ces expériences ont été reprises par Egger et Mercier à Arosa (1800 m.) et par Kuendig à Davos (1560 m.) : elles ont fourni des résultats analogues. Pour une durée moyenne de quinze jours, Egger a observé chez vingt-sept personnes une augmentation d'environ 16 p. 100 dans le nombre des globules, qui s'étaient élevés de 5400000 à 6300000 par millimètre cube, pour atteindre après quelques semaines le chiffre de 7 millions. Le docteur Mercier donne des chiffres approchants. Il est à remarquer que l'augmentation est proportionnellement plus forte chez les tuberculeux : en cinq jours, elle s'est trouvée pour ceux-ci de 982000 par millimètre cube, et seulement de 702000 pour les personnes en santé.

La multiplication des hématies est-elle réelle ou absolue, ou seulement apparente et relative ? Deux écoles sont en

présence, qui font valoir l'une et l'autre hypothèse. Il paraît
plus simple, toutefois, et mieux fondé de s'en tenir à la
seconde, et il est à présumer que, par suite d'une évaporation plus intense dans l'air sec et raréfié des hauteurs, le
sérum disparaît en partie des vaisseaux et le sang dès lors
s'épaissit, sans que le nombre total des globules ait aug-
menté. C'est au contraire la partie liquide qui a diminué, et,
par rapport à elle, le chiffre des hématies devient en effet
plus considérable ; mais c'est la proportion seule des globules rouges, et non leur quantité absolue, qui a varié pour
autant. Telle est l'opinion brillamment défendue par Herrera.

Peu importe, d'ailleurs, l'explication adoptée ; car au point
de vue des résultats physiologiques, du moins en ce qui con-
cerne le phénomène de l'hématose, de l'enrichissement du
sang par l'oxygène, les effets ne paraissent pas fort différents. Dans l'un et l'autre cas, il y a un afflux plus grand des
globules au poumon, soit parce que le nombre total s'est
réellement accru, soit parce que, réduit de volume au détri-
ment du sérum, mais nullement modifié quant à la circulation, le sang, que l'on pourrait dire concentré, apporte au
réseau pulmonaire une quantité plus considérable de globules dans un temps donné.

Au surplus, il serait inexact de dire que la circulation du
sang n'est pas modifiée aux grandes altitudes ; elle l'est, au
contraire, et dans un sens extrêmement favorable. Magendie
a reconnu, il y a longtemps, que les phénomènes de la circulation se poursuivent avec d'autant plus de facilité que le
sang devient plus dense. « Quand ce liquide perd sa viscosité
et devient aqueux, il s'imbibe dans les tissus et circule moins
aisément dans les capillaires [1]. »

Aussi l'énergie cardiaque est-elle accrue : les pulsations
deviennent plus fréquentes et plus vives. En outre, en vertu
de la diminution de pression atmosphérique, une quantité de
sang plus abondante afflue au poumon, l'air raréfié agissant
alors à la façon d'une ventouse. On saisit sans peine toute
l'importance de ce phénomène au point de vue de la nutrition

1. Herrera, *op. cit.*, p. 735.

des organes que vivifie dès lors un sang plus généreux, mais très spécialement pour le poumon, dont le réseau capillaire représente à lui seul les trois quarts de la surface pulmonaire, 150 mètres carrés environ, et se voit traversé en vingt-quatre heures, normalement, par 20 000 litres de sang, donc à peu près 10 000 litres de globules rouges, en plaine, et 12 000 en montagne.

Enfin, l'altitude influe très heureusement sur les conditions mêmes de la respiration, en provoquant une ventilation plus large et plus parfaite des alvéoles pulmonaires. Tandis que sous la pression normale les alvéoles du sommet demeurent pour une bonne part inactives, l'air raréfié amène, au contraire, leur déplissement, soit par l'amplitude qu'il procure aux inspirations, soit par la gymnastique qu'il impose aux muscles respirateurs. Le poumon se trouve ainsi dilaté et, dans bien des cas, on a constaté le développement thoracique des tuberculeux séjournant sur les montagnes. Par suite, non seulement l'afflux sanguin est mieux régularisé autour des points malades, ce qui écarte les dangers de congestion et la fatale tendance aux hémoptysies, mais grâce à ce surcroît d'étendue et de ventilation conquis par la surface respiratoire, une suractivité se produit dans les fonctions biologiques des vésicules pulmonaires. Les échanges gazeux deviennent plus intenses. Ils se traduisent par une augmentation de l'oxygène importé et de l'acide carbonique exhalé. Rien qu'à voir les florissantes couleurs dont se pare le visage des phtisiques après un séjour de quelques semaines dans les vallées supérieures des Alpes, on acquiert la preuve sensible que les fonctions de l'hématose, génératrices de la santé, s'accomplissent sur les sommets avec une surabondance d'énergie et que dans ces organismes naguère anémiés, sous la trame des tissus profonds comme à fleur de chair, circule un sang plus riche, plus pur et plus vermeil.

*
* *

A la faveur de cet ensemble de conditions avantageuses, auxquelles il faut joindre le charme sévère du paysage, la station climatérique de Davos a conquis bien vite un surprenant développement. Qui l'a connue, il y a quinze ou vingt années, ne la reconnaîtrait plus aujourd'hui. C'est une ville élégante qui est sortie, comme par enchantement, des neiges. Au lieu des modestes pensions égrenées çà et là au bord de la route, se pressent aujourd'hui et s'étagent, de Davos-Dorf à Davos-Platz, les hôtels somptueux, les luxueuses villas, les habitations de toute ordonnance et de tout caractère, groupe compact aux capricieuses saillies, aux colorations douces et gaies, que domine gravement, de sa robuste architecture, la nouvelle église catholique.

N'est-ce point la plus ferme démonstration de la valeur hygiénique et thérapeutique du climat?

Et pratiquement, pour ce qui est des facilités de l'existence, bien ingrat qui se plaindrait aujourd'hui! Plus rien de ces maigres échoppes où s'entassaient naguère confusément, pour le curiste perdu dans cette inabordable région, les objets de première nécessité, où les articles de luxe se limitaient humblement à quelques rustiques souvenirs, tavillons sculptés ou découpés en dentelle par les pâtres, mignons petits ours, Grisons chevelus et barbus, enlevés à la pointe du couteau dans l'érable ou dans l'if.

Le chemin de fer du Rhæticon a introduit dans la vallée tout le confort des capitales. De resplendissants magasins se dressent, opulente parure de la *Promenade*, où le client se procure à bons deniers tout ce dont il peut avoir besoin, vêtements, fleurs et oiseaux, voire même tout ce dont un poitrinaire se passerait le mieux, assurément, comme des azerodrachs, des buires et des hanaps d'argent feuillagés d'or, des chasubles antiques, des lampes étrusques en terre rouge et... jusqu'à des poutres antédiluviennes!

Rien ne manque, on le voit, au commerce de la vie. Mais aussi ne faut-il pas que les conditions du séjour se plient à tous les goûts? Car Davos est à cette heure un monde en miniature où se coudoient tous les peuples, où gazouillent à la fois toutes les langues, où se fondent, comme dans une mosaïque animée, tous les costumes, depuis le simple *gown* de laine, aux teintes mornes, de l'Amérique du Nord jusqu'au *yaletché* d'or et de soie, aux harmonieuses fantaisies, aux éclatantes couleurs, des jeunes Serbes.

Le service des différents cultes est assuré depuis long-temps. Sous l'impulsion vigoureuse d'un curé actif et zélé, la paroisse catholique s'accroît et s'enrichit d'œuvres. Quant au soin des malades, il ne laisse rien à désirer. Plus de quarante religieuses dominicaines, d'un admirable dévouement, se tiennent jour et nuit à la disposition des phtisiques gravement atteints, qu'elles vont soigner à domicile. Les protestants ont à leur disposition deux groupes de diaconesses.

Qui donc a surnommé Davos « le paradis des poitrinaires » ? — Hélas ! un paradis bien précaire et fort accommodant, qui ne renferme pas que des saints et où ne règne pas précisément l'immortalité. On ne peut nier toutefois que la nature, en creusant la vallée davosienne au-dessus de la région inférieure des nuages et à l'abri des aquilons, en a fait un lieu de rendez-vous souverainement attrayant et salutaire pour les phtisiques fortunés des deux mondes.

II. — TRAITEMENT

Dans ces archipels riants et lumineux du Pacifique, nommés si bien la *Voie lactée des mers*, sous ces climats embaumés et doux de la Nouvelle-Zélande, des îles Sandwich et des Tonga, où la tuberculose, ange exterminateur des temps modernes, — et qui ne passe plus, mais qui reste, — moissonne à larges trouées la race autrefois si fière, mais bientôt disparue, des Canaques, quand la jeune Maori, touchée du mal, a senti la toux rauque et meurtrière convulser avec violence son sein et la fièvre, dans ses yeux alanguis, allumer ses lueurs de fournaise, tristement elle avertit son entourage que son heure a sonné, qu'elle est marquée du sceau fatal.

Aussitôt se rassemblent autour d'elle ses compagnes pour ne plus la quitter...

Dans l'ombre tiède des clairières roses, sous le dôme éternellement vert et odorant des bois de santals et d'orangers, en face de cette mer sans fin, laiteuse comme la perle, brillante comme le diamant, qui va confondre dans le lointain des espaces avec le bleu pâli du ciel sa ligne d'émeraude phosphorescente, bien vite, suivant l'usage presque sacré, elles ont choisi pour la malade, qui le désire ainsi, un site ouvert et dominateur, un coin charmant d'où la vue rayonne, où l'esprit, surtout, dans la splendeur du décor, échappe à l'oppressant cauchemar, à lui-même.

Et les chansons commencent, qui ne finiront plus, chansons d'un rythme grave ou ailé, d'une poésie mystérieuse et prenante, où perce çà et là, sous les effluves de joie rieuse, l'accent d'une intense mélancolie... Car c'est ainsi que la pitié naïve de ces peuples se flatte d'adoucir, à défaut de remède, la morsure du mal.

Ces chants légers et si doux, avec délices elle les écoute, la jeune poitrinaire, longtemps encore après qu'ils ont cessé; aux songes merveilleux qui voltigent autour d'elle et qui l'enchantent, mollement elle s'abandonne, et tout haut elle redit ce que semblent tout bas lui dire le langage coloré des fleurs, les caresses d'une brise pure, et le sourd, monotone roulis des vagues qui berce et fait rêver, — jusqu'au jour bientôt venu, mais qu'elle ne voit point venir, où se dénoue pour elle, brusquement, cette idylle de la mort, où, désireuse d'épuiser encore et jusqu'au bout toute la douceur de vivre, son âme, imperceptiblement, s'exhale dans un pâle sourire.

Apologue ? Ou histoire ?...

En tout cas, étrange et lamentable philosophie que celle-là, mais qui n'est point particulière aux races du Sud ; c'est le lot de tout un monde, le symbole de tout un passé. L'homme, devant la verge de fer de la destinée, trop souvent se courbe et rampe, quand il faudrait qu'il la fuie, ou qu'il la broie. Depuis tant de siècles que la phtisie décime les populations, a-t-on cherché, si ce n'est d'hier, à se mettre en garde ? Quelles armes lui a-t-on opposées, autres que la résignation du Canaque ? Et ceux-là mêmes qui, de nos jours, émigrent sous les palmiers de Cannes ou de Menton, tout au long de la côte d'azur, comme émigraient jadis les malades de Galien vers les coteaux de Naples, pour se griser de fêtes, de distractions et de soleil, et ne pas se voir mourir, emploient-ils donc un remède si différent de celui des Maoris ?

Il faut pourtant qu'on le sache, car on se plaît à l'ignorer : le tuberculeux devra surtout sa guérison à lui-même, mais il aura besoin pour cela d'une indomptable énergie. C'est un fait notoire que, dans la plupart des cas, il tient son salut dans sa main et que, s'il veut vraiment y donner tous ses soins et ne pas mollir devant l'effort, il se recréera un tempérament, une santé.

Mais le voudra-t-il ?...

Bacon a fort justement observé qu'un corps maladif est un geôlier pour l'âme, tandis qu'un corps bien portant est un hôte. Aussi les phtisiques ont-ils une psychologie à eux, toute d'insouciance et d'illusions, qui aggrave singulièrement leur état, en les mettant à la merci de toutes les intempérances et de toutes les imprudences. Comme l'a très bien remarqué le docteur Moeller[1], ce sont des impulsifs qui font

1. *Les Sanatoria dans le traitement de la phtisie.* Bruxelles, 1898.

généralement ce qui leur plaît, sans se préoccuper des suites, ou fascinés par un optimisme désespérant. Livrés à eux-mêmes, il est rare que leur principe d'action soit autre que le caprice. Dites-leur qu'ils ne s'élèvent guère au-dessus de la philosophie du sentiment ; ils vous répondront, comme Radoïca au docteur Bertrand, dans *le Monsieur qui gronde toujours* : « Eh ! que m'importe ? Si ma philosophie me rend heureuse !... »

Voilà précisément ce qui démontre la nécessité pour les tuberculeux de recourir à un régime minutieux et sévère, à la direction constante et vigilante du médecin, dont le métier certes n'est pas rose, en un mot à ce traitement rationnel et méthodique, institué par une hygiène savante et souverainement réparateur, que l'on nomme avec beaucoup de sens la cure, — cure d'air, d'alimentation, de repos et d'endurcissement.

Et ceci, pour les stations pyrénéennes ou alpestres, s'impose d'autant plus que le climat de montagne, très rude de soi, n'est pas moins salutaire qu'il est dangereux ; on peut s'en servir dans un sens ou dans l'autre, soit mal, soit bien, comme d'un glaive à deux tranchants, et rarissimes sont les sages qui s'en servent toujours dextrement. « On meurt à Davos comme ailleurs », écrivait naguère Meissen dans la *Heilstætten-Correspondenz*[1]. Je le crois bien ! — Mais cela, d'où vient-il, sinon du malade beaucoup plus que de la maladie ?

Sait-on la vie étrangement fantaisiste, moralement désemparée que mènent à Davos tant de gens, — mais pas plus à Davos qu'en lieux similaires, — tant de pauvres jeunes gens surtout, voûtés et catarrheux, à bout de souffle et de forces, diaphanes, pour qui la cure ne paraît être qu'un prétexte à distractions, une chasse haletante à tous les amusements ? Aujourd'hui à deux doigts de la mort, demain au paroxysme de l'exubérance, on les voit qui font alterner gaiement — mais aussi quelle poignante gaieté ! — la chaise longue avec la danse, les réunions bruyantes et festoyantes avec l'alite-

---

1. *Wo sollen Heilstætten für Lungenkranke errichtet werden ?* II Jahrgang, nº 3.

ment et la diète, les hémorragies coupées de sanglots avec les saynètes éclatantes de rires dont retentissent lugubrement les salons, comme si c'était pour eux une gageure de joindre ainsi la plus bigarrée des existences au plus désastreux des régimes, ou plutôt comme s'ils avaient à cœur, et c'est bien cela, de se dissimuler à eux-mêmes sous les fleurs du plaisir et de masquer à la curiosité d'autrui les abords toujours plus restreints de leur tombe.

Que le chiffre global des décès sur les statistiques en soit grossi d'autant, c'est fatal. De quel droit s'en étonner ? Et même, par rapport à cette catégorie, qui est légion, l'étonnant, on peut le dire, n'est en aucune sorte que tous ne guérissent pas, mais justement, au contraire, que tous n'y succombent pas. Car à plus d'un, en dépit des divertissements fous, la phtisie est encore clémente, et voilà bien une des plus fortes présomptions que je sache en faveur des stations d'altitude.

Pour ma part, presque tous les tuberculeux que j'ai vus mourir au cours de trois hivers, je reconnais qu'ils y avaient mis largement du leur et qu'il y allait vivement de leur faute, excès voulus ou incurie native. — Quant au malade atteint de la seule tuberculose pulmonaire et encore pourvu d'une dose de résistance assez notable pour lui permettre de réagir à l'action énergique du climat, on peut lui promettre, s'il a fait choix d'un bon hôtel, d'un bon médecin, d'une bonne société, non seulement qu'il aura chance de guérir, mais que, neuf fois sur dix, s'il veut guérir, — c'est-à-dire s'il fait sagement la cure, — il guérira.

*
* *

L'air est le premier élément de la vie; il constitue pour l'appareil respiratoire, en particulier, le milieu spécifiquement propre en dehors duquel le poumon n'a plus de raison d'être. A la cure d'air revient dès lors la première part dans le traitement général de la phtisie.

Si la pratique semble parfois ardue, — elle exige en effet quelque effort, vu sa complexité, — le principe est des plus simples. On peut le formuler ainsi : ne respirer qu'un air absolument pur, et de façon à imprégner la surface pulmonaire sur toute l'étendue de son développement.

Ce dernier point dénote qu'il existe un art de respirer, dont peu d'hommes, en vérité, se soucient. N'est-il pas d'observation courante, pour employer les expressions du docteur Moeller, que la moitié des tuberculeux respirent en dehors de toutes les règles et que les parties supérieures de leurs poumons ne fonctionnent quasi pas[1]?

De là, précisément, l'évolution du mal.

Le poumon a son attitude, tout d'abord, qu'il faut connaître et sauvegarder. Que le buste soit constamment maintenu droit, les épaules en retrait, la poitrine saillante pour dégager à l'intérieur les sommets, où de préférence, faute d'une énergique ventilation, pullule le microbe. En conséquence, pas de ceintures rigides, de vêtements serrés qui compriment le thorax; mais un choix d'habits souples et larges qui laissent au mécanisme respiratoire son libre jeu.

Ainsi l'ordonne une sage hygiène.

Les survivants de l'âge héroïque se souviennent sans doute avec quel succès on employa primitivement, pour aider à la respiration, la canne, la simple canne passée transversalement entre les deux bras derrière le dos, et bombant la poitrine. Un peu incommode, il est vrai, sur les sentiers abrupts et glacés pour ceux qui ne jouissaient pas d'un pied alpestre, légèrement hostile, par surcroît, aux prescriptions de l'élégance, ce système était tout à l'avantage du poumon. Malheureusement, à la suite d'une mutinerie féminine que ne purent calmer les objurgations des médecins et qui dégénéra bientôt en grève universelle, incoercible, il céda pour toujours devant le respect humain : tant il est vrai que c'est la vanité, plus encore que l'intérêt, qui mène la moitié du monde, et, par elle, l'autre moitié.

Au lieu des poitrines proéminentes, on ne voit plus à cette heure, sur les sentiers de Davos, qu'une procession de dos arqués : où est le gain, même pour l'esthète?...

Du moins reste-t-il obligatoire, à qui veut améliorer son état, de surveiller la bonne harmonie du dedans, de forcer le

---

1. *Revue des questions scientifiques*, 1902, p. 54.

poumon à se déplisser dans toute son étendue et les alvéoles à se dilater spacieusement sous une abondante ventilation méthodiquement conduite. Tout le secret, si c'en est un, consiste à se livrer à des inspirations profondes, non point par saccades et à petits coups, mais par une contraction progressive et suffisante des principaux muscles respirateurs, procédé qui favorise tout à la fois l'amplitude thoracique et la perméabilité aérienne des sommets. Plus spécialement, il est recommandé au phtisique de s'exercer plusieurs fois par jour, environ toutes les deux heures, à produire deux ou trois inspirations pleines et successives. Cette méthode, qui est celle de Durtol et du Canigou, a donné les meilleurs résultats.

Mais pour cela, point n'est requis d'ouvrir la bouche à l'air comme le caméléon. De peur de provoquer l'irritation des bronches, il convient, au contraire, dans l'atmosphère glacée des monts, de clore hermétiquement les lèvres et de respirer par les fosses nasales, qui constituent au surplus un filtre naturel où sont arrêtées au passage les impuretés de l'air. Telle était déjà l'instante recommandation de Catlin, tel le titre même de son ouvrage : *Ferme ta bouche et sauve ta vie.*

Remarquons également que si les lésions pathologiques sont déjà fort avancées, suppurantes, il peut y avoir péril à se livrer à une inhalation immodérée qui aurait pour résultat de disséminer peut-être le virus dans les parties saines de l'organisme.

Armé de ces principes respiratoires et fort de cette gymnastique du dedans, le malade pourra se gorger d'air pur, tout à souhait. Rien de plus facile durant la journée, puisqu'en dépit de la froidure l'air sec des montagnes permet la vie au dehors. Terrasses, balcons, pavillons, vérandas, sun-boxes sont aménagés pour un séjour permanent : qu'il pleuve ou qu'il neige, à moins d'un vent impétueux, héroïquement, on s'y tient.

Aux beaux jours, il importe de se prémunir, tout en la recherchant, contre la radiation solaire, cause de fièvre et d'accidents congestifs. Le curiste ne doit point, comme la fleur des Alpes, boire directement le soleil, mais plutôt, comme la violette des plaines, voisiner avec le rayon. Il aura soin que le rideau de la véranda soit toujours suffisamment baissé pour maintenir à l'ombre la tête et le buste ; il veillera au cours de ses promenades à se pourvoir d'un parasol léger à la main, mais d'un tissu aux mailles fines et serrées, faisant écran. On a vu des cas d'insolation se produire sous des ombrelles trop ténues.

Évidemment c'est aux endroits ensoleillés et découverts que se portent de préférence les promeneurs. Mais il faut bien dire que, le matin, on n'a guère le choix à Davos : seul, le versant de Schatzalp est accueillant, un peu au-dessus des dernières habitations.

Depuis quelques années, en effet, une buée se forme avec l'aube dans le creux de la vallée pour se dissiper vers l'heure de midi, traînée fumeuse et bleuâtre qui pèse sur les bas-fonds et obnubile les rues inférieures. L'attention des autorités davosiennes est préoccupée vivement de ce fait qui tient surtout à la multiplication tumultueuse des habitations et des cheminées. Une *Commission de la fumée*, récemment élue, propose d'installer partout le chauffage électrique [1] : attendons...

Au demeurant, pour le curiste plus ami de son repos et de sa santé que des sociétés bruyantes, le remède apparaît à côté du mal, étant donné que toute la série des villas et des hôtels qui s'étagent à hauteur de l'église catholique reste indemne du fléau, et il est bien probable que l'on bâtira de plus en plus sur le flanc même de la montagne.

C'est au malade à s'ingénier à choisir avantageusement son site et sa résidence, à fuir sans compromis les coins enfumés et vaporeux.

Plus encore que les exhalaisons fuligineuses, le phtisique aura souci d'éviter les réunions de ses semblables, concerts, assemblées, spectacles, même les séances prolongées au salon, tout ce qui est susceptible d'opérer, en local clos, une

---

1. *Bericht der Rauchkommission*. Davos, 1903. Voir aussi la remarquable étude publiée par M. André de Grandmaison dans *l'Électricien*, septembre 1902.

concentration de microbes et surtout de vicier l'air qu'on y respire. C'est un vieux proverbe que l'homme empoisonne l'homme : chassez donc loin de vous jusqu'à l'apparence de la contagion.

Mais voilà qui se laisse entendre malaisément! Même après les découvertes de Villemin et de Koch, la phtisie n'a point cessé d'être, pour beaucoup, ce mal mystérieux chanté par Frascator, une consomption en quelque sorte congénitale, et dont le germe viendrait du dedans, comme un legs de famille, sans qu'il soit possible de déterminer pourquoi. A combien de phtisiques ne faut-il pas redire encore — et, pratiquement, combien peu y prennent garde! — que la tuberculose est un vrai produit d'implantation, une maladie qui se sème et qui lève, tout comme la graine de giroflée! Le bacille de Koch avec sa vaste parenté, voilà bel et bien la graine de phtisie : n'est-il pas inconcevable, dès lors, qu'un malade contaminé, ou en voie de l'être, s'applique, au contact de toute une foule, à créer à ses bacilles un milieu de culture intense et, peut-être, à ensemencer de plus en plus ses poumons?

On dira que pour un tuberculeux dont les parois pulmonaires sont tapissées de milliards de bacilles, — du moins si l'on s'en rapporte par analogie aux évaluations de Strassburger, qui donne, pour les microbes du tube digestif, un chiffre suivi de quinze zéros, — un bacille de plus, un bacille de moins importent aussi peu qu'une goutte d'eau surajoutée ou ôtée à l'Océan.

Soit, si le tuberculeux se trouve déjà gravement atteint. Mais au début du mal, quand l'analyse bactériologique décèle à peine la présence du microbe, l'aventure vaut-elle d'être tentée, d'ouvrir ainsi ses portes toutes larges à une nouvelle invasion? Et même, dans la suite, quelle que soit la gravité des lésions, est-il donc si indifférent de chercher à se prémunir à l'égard de ses voisins, de gens surtout que l'on ne connaît pas?

Car non seulement la tuberculose a ses degrés, elle revêt aussi bien des formes et le bacille de Koch n'est point seul en cause. A côté de cette algue imperceptible, c'est, chez les phtisiques avancés, toute une flore sépulcrale qui s'épanouit sur les parois des cavernes : streptocoques, staphylocoques, zooglées, sarcines, le *proteus vulgaris*, le *proteus mirabilis*, les bacilles du pus vert, d'autres encore, tous redoutables par les toxines qu'ils sécrètent et par la nécrose qu'ils provoquent... De tous ces germes infectieux on ne se préservera jamais assez, et jamais, avec trop d'horreur, on ne fuira ces cohues de microbes que constituent les réunions publiques.

Contre soi-même, il est sage aussi de se défendre. Avec l'air qu'il a déjà respiré, avec ses propres produits d'excrétion pulmonaire, l'individu, empoisonneur des autres, ne s'empoisonne-t-il pas lui-même?

C'est pourquoi la ventilation de la chambre doit être continue, la nuit comme le jour, et l'habitude de dormir fenêtre ouverte s'impose : non seulement la cure d'air diurne se voit pour ainsi dire doublée, mais on gagne encore à ce régime un sommeil calme et réconfortant, un réveil plus dispos, sans lassitude ni maux de tête, la suppression de la fièvre et des sueurs nocturnes, moins d'oppression et de quintes de toux. Ce n'est pas assez d'entr'ouvrir le vasistas ou l'imposte : avec une bouillotte bien chaude et le genre de couvertures et d'édredons adoptés dans les hôtels récents, il n'y a nul danger, et les avantages sont considérables, à entrebâiller la fenêtre elle-même, plus ou moins selon la rigueur des frimas, mais toujours au moins d'une dizaine de centimètres. Seulement il faut prendre garde que le lit ne soit point placé entre porte et fenêtre et que le chevet se trouve éloigné le plus possible de la prise d'air, — ce qui s'applique également au sofa et à la chaise longue. Le matin, on attendra pour le lever que l'appartement soit chauffé au degré voulu et, naturellement, on aura pris soin de faire fermer la fenêtre, mais non point l'imposte.

Quelques personnes se plaignent parfois d'un commencement d'ophtalmie, attribué à l'acuité du froid de la nuit; un léger bandeau placé sur les yeux pour le sommeil obviera aisément au mal.

Dans la plupart des stations climatériques, et c'est là un de leurs principaux avantages, les grands hôtels, au point de vue de la ventilation et de la désinfection des appartements, ne laissent à peu près rien à désirer, surtout les plus récents. Comme un modèle du genre, on peut citer le sanatorium du docteur Dannegger, à Davos-Dorf. Toutes les pièces principales, ainsi que les couloirs, sont pourvues de bouches d'aération à lames mobiles; les chambres sont lambrissées ou tapissées de « salubra », tissu qui se lave indéfiniment; escaliers et parquets sont recouverts de linoléum. La désinfection radicale des chambres et des lits a pour garant un contrôle minutieux et le blanchissage du linge s'effectue au moyen d'appareils et d'étuves à vapeur. Tous les détails de cette installation, longuement étudiée et méditée, portent la marque d'un maître. — L'hôtel Saint-Joseph, à Davos-Platz, se distingue également, comme plusieurs autres, par son excellente tenue : là, c'est vraiment le luxe d'une exquise propreté.

Il va de soi que balais et plumeaux, impitoyablement, doivent être proscrits de tout sanatorium qui tient à justifier son nom. « Ce sont des instruments homicides, répétait sans cesse un vieux docteur; ils ont fait mille fois plus de victimes, sous leur innocent aspect, que le canon des batailles ! »

Tous les hygiénistes sont bien de cet avis et l'on commence à comprendre, un peu partout, qu'il ne faut ni balayer les parquets ni épousseter les meubles, mais doucement, posément essuyer la poussière avec un linge humide. Car le microbe, terrible par le pullulement, est partout. Des crachats desséchés des phtisiques, c'est par myriades que sont dispersés au hasard les bacilles, en vertu de toutes les causes qui arrivent à mettre l'air en mouvement, mais, plus que toute autre, du balayage à sec. Embusqués à tous les coins obscurs, sous la moulure d'un panneau, sur l'angle d'une corniche, perfidement ils attendent, ici le streptocoque, là le microcoque, et toute l'armée des invisibles... Et le plumeau survient, qui s'applique à les découvrir, à les mettre en contact avec leur proie, à les faire danser dans un tourbillon de poussière dont l'air respirable sera longtemps vicié ! — N'avait-il pas raison, le vieux docteur ? Et « le balai rôti des sorcières », chanté par Béranger, était-il plus criminel ?...

Conséquemment, il y a danger dans les hôtels à stationner aux passages les plus fréquentés, comme les corridors, où les traînes des jupes et les semelles de souliers jouent précisément le rôle du balai. A éviter toutes les causes de contamination, le tuberculeux ne saurait apporter trop de soin.

Et ce n'est point assez de les fuir, il faut, autant qu'on peut, les supprimer. Voilà pourquoi, dans toutes les stations d'aérothérapie, l'expectoration est soumise à des prescriptions et à un contrôle sévère. Il n'y a pas lieu de s'en étonner, car c'est réduire d'autant un péril qui est des plus notables.

Mais le temps n'est pas loin où, de ces soins matériels, on se préoccupait aussi peu que de rien, même à Davos. A peine savait-on que l'on court un danger terrible de tuberculose intestinale à avaler ses crachats, tentation si funeste aux jeunes filles qui tiennent obstinément à ne point se donner des airs de malades. Libre à chacun, surtout, de tousser à son aise, de cracher à l'aventure, au parfait mépris des liens de bon voisinage et de commune solidarité. Aussi devenait-il en peu de jours hideux à suivre, le sentier neigeux de Schatzalp, liséré de fleurs de sang!...

C'est un médecin bulgare qui s'est indigné l'un des premiers contre ces procédés de troglodytes. Lui-même était armé personnellement, car c'était bien l'enfance de l'art, d'une petite pioche, et chaque fois qu'une quinte de toux le secouait, on le voyait s'avancer, appuyé sur son hoyau, à une vingtaine de mètres en avant de la terrasse, creuser une fosse pour ses bacilles, expectorer, puis revenir solennellement vers ses compagnons de cure en les sommant, avec de grands gestes, d'avoir à se munir, eux aussi, de la petite pioche hygiénique.

Ces protestations ne sont point restées vaines. Il est défendu maintenant à Davos, mesure qui se généralise de plus en plus pour les centres analogues, de cracher dans la rue, sur les parquets, dans son mouchoir; chaque malade doit être muni d'un crachoir de poche Dettweiler, auquel il confie en toute sécurité le produit des sécrétions pulmonaires.

Mais encore faut-il s'en servir avec adresse, à l'écart, sans asperger de microbes les voisins, en évitant de s'essuyer les lèvres avec le mouchoir, qui resterait contaminé. Le mieux est de se rincer la bouche avec une gorgée d'eau que l'on rejette ensuite dans le crachoir, lequel doit être régulièrement désinfecté à l'acide phénique par un employé spécial.

Enfin, une bonne œuvre, qui couronnerait ces mesures, serait d'interdire non moins strictement aux phtisiques le port de la moustache, toujours saupoudrée de bacilles...

Sérieusement, on y songe!

*
* *

A la cure d'air s'annexe la cure d'endurcissement qui la complète.

On n'ignore plus aujourd'hui que le tuberculeux est aussi vulnérable par la peau que par les poumons et l'on peut en donner comme preuve la fréquence des refroidissements contractés sous l'influence des intempéries atmosphériques. Pour éviter rhumes et bronchites avec leurs complications souvent fatales, le phtisique doit donc s'accoutumer à ne point se laisser impressionner par l'air vif du dehors, à conférer à son épiderme, par tous les moyens disponibles, la plus haute dose de résistance à l'action du froid, et comme une sorte d'imperméabilité.

Diverses pratiques, en dehors de la cure d'air, contribuent puissamment à cette transformation : les frictions sèches au gant de crin ou au tampon de flanelle, les frictions humides au vinaigre de toilette ou à l'alcool, destinées à tonifier la peau, à provoquer une réaction de bien-être après l'engourdissement de la nuit en stimulant l'innervation et la circulation périphériques, c'est-à-dire en excitant les fonctions cutanées. Cette excitation tend même à se transmettre aux tissus sous-jacents et aux organes profonds. Aussi la friction matinale avant le lever est-elle en passe de devenir, pour un nombre toujours plus grand de phtisiques, une des bases du traitement. Drozda, qui attribue à la respiration cutanée une influence considérable sur l'élimination des substances toxiques mêlées au sang, recommande les lotions froides répétées jusqu'à quatre fois par jour, et dix à quinze minutes chaque fois, sur les parties supérieures du corps. En général, pour ne pas abuser de la complaisance des malades, les médecins se contentent de prescrire la lotion du matin ; la réaction se poursuit alors dans la tiède chaleur du lit, avec tous ses avantages.

Il est aisé de se rendre compte que la cure d'endurcissement ne va pas sans quelque péril et qu'elle exige une prudence toujours en éveil de la part du malade, en même temps qu'une surveillance attentive du médecin. Les moindres refroidissements sont à craindre et parfois les plus redoutables proviennent des causes les plus bénignes. Combien de rhumes opiniâtres gagnés sur le seuil de la boutique du coiffeur après une coupe de cheveux ! — Il est tout indiqué de fuir les salles communes, facilement chauffées à outrance, et de modérer avec art la chaleur de sa chambre ; d'éviter toute moiteur en marchant et de ne pas s'exposer, par des promenades intempestives, aux vents froids du nord, à la violence des vents du sud ; de ménager, autant que faire se peut, les transitions de soleil à ombre, sans se risquer jamais dans les venelles glacées, toujours perfides ; de ne pas s'attarder dehors au coucher du soleil, afin d'échapper au brusque écart de température qui alors se produit, au premier heurt des courants glacés qui se forment ; enfin de procéder à un dosage rationnel de l'habillement, suivant le moment de la journée ou la rigueur de la saison.

Combien délicate et curieuse cette question du vêtement ! Funèbre aussi. Car la liste serait longue des décès imputables, de ce chef, à l'imprudence des uns ou à la vanité des autres.

Ne rencontre-t-on pas des personnes qui se croient tenues, dans certains hôtels luxueux, à changer de toilette jusqu'à cinq fois le jour, comme au Corso de Florence, et qui consument avec une prodigalité ruineuse le meilleur de leur temps et de leurs forces à se vêtir et dévêtir, — encore si c'était pour se vêtir assez ! Grand Dieu ! dans cette vallée inclémente et perdue des Grisons, où n'abordent que des organismes défaillants, proie facile des intempéries, que viennent faire ces excès d'élégance mondaine, ces préoccupations de parure légère ? Et n'est-il point douloureux de voir tant de pauvres jeunes filles insouciantes payer, parfois, de leur vie ces chimères, pour avoir voulu caresser, quelques heures durant, l'illusion de la grâce et de la beauté ?

Heureux les sages qui excellent à se montrer dociles à la voix de leur médecin ! « Ne vous habillez ni trop, ni trop peu, répètent à la ronde ces vigilants mentors. Trop, ce serait rendre frileuse votre enveloppe; vous exposer aux transpirations inopportunes, vous surcharger les épaules d'un poids inutile et encombrant. Trop peu, ce serait vous condamner à ressentir trop vivement la sensation du froid, qu'il faut éviter toujours. De même, pour la nuit, la courte-pointe de duvet, par sa légèreté extrême et sa faible conductibilité, vous sera infiniment précieuse. Car s'il faut de l'endurcissement, pas trop n'en faut. » — Ainsi parle la sagesse.

Il est permis d'ajouter que, pour le choix de l'étoffe, la flanelle à trame de coton mérite les préférences. Plus souple, plus légère, plus moelleuse et moins épaisse que le drap, elle en offre les avantages sans en retenir les inconvénients. Et comme elle contient entre ses mailles un volume d'air relativement considérable, il en résulte qu'elle isole parfaitement l'épiderme de l'influence des agents extérieurs, qu'elle conserve à ravir la caloricité du corps, éponge suffisamment les sueurs et protège supérieurement contre l'évaporation par la couche d'air isolante que l'ampleur même du vêtement détermine entre le corps et l'air ambiant.

Le grand art du curiste consiste donc à s'aguerrir contre le froid, sans avoir à en souffrir. De là ces mille et une précautions menues qui exaspèrent parfois, mais qui sauvent.

*
* *

Autant il peut sembler hardi d'exhorter le phtisique, nature frêle et frileuse, à la vie au grand air, à l'accoutumance du froid, autant il paraîtra oiseux de lui commander le repos. Car que peut-il bien faire, si ce n'est ne rien faire ?

Hélas ! la dernière chose qu'on obtient d'un tuberculeux,

c'est, au contraire, qu'il se ménage. « Le malade, dit un
traité classique, est content de sa personne, il est enchanté
de sa constitution et de sa situation. Il vante sans cesse
l'excellence de sa santé robuste, la vigueur de ses muscles,
la fraîcheur de son teint, sa résistance à la fatigue. » — « Ah !
soupirait un phtisique à peine arrivé à Davos, et moribond,
hors d'haleine, si seulement j'avais apporté mon cor de
chasse, comme je les aurais fait sonner ces belles vallées ! »

C'était l'exemple illustrant la thèse.

Personne, assurément, n'a plus besoin que le tuberculeux
de ménagement et de repos; mais personne n'est plus dis-
posé, en revanche, à échafauder des projets invraisem-
blables, à escompter ses forces et à les essayer dans des
entreprises qui toujours les dépassent et qui achèvent de les
ruiner. Bien rares les esprits fermes qui savent résister à
ces poussées imaginatives. Et qui peut se vanter de n'avoir
point commis une fois ou l'autre, comme on dit si bien, « une
petite folie » ?

Ils sont légion ceux qui en ont commis plus d'une, et non
des moindres, et il s'en trouverait même dont ce n'est pas
la faute, s'ils n'ont pu les commettre toutes. Parties de bil-
lard, jeux de société, danses, chants et pantomimes, promenades excessives, fugues lointaines, il y en a pour tous
les goûts. Et sur la glace, et sur la neige, tous les sports .
skating, *hockey*, *ski*, *toboggan*, *bobsleigh*, sans parler du
patinage qui fait fureur, et que sais-je encore ? Aucune occa-
sion de fatigue ne manque à qui veut, et même à qui ne vou-
drait pas; mais quelle volonté de fer résisterait aux séduc-
tions ? Le flirtage surtout — qui sévit au grand jour dans la
plupart des hôtels — aidant au surmenage, la cure de repos
arrive bien vite à se transformer en saison d'entraînement
où, de soirées en soirées, de parties de plaisir en parties de
plaisir, que n'arrêteront pas les symptômes les plus alar-
mants, la passion de se divertir et de s'étourdir finira par
s'éteindre, après usure rapide et intoxication des tissus, dans
le dénouement fatal.

Les effets propres du surmenage ont été analysés maintes
fois, et avec une spéciale netteté, par le docteur Sabourin,
qui les résume ainsi : « Les phénomènes les plus extérieurs

de cet état de fatigue sont l'exagération de la fièvre qu'on pourrait appeler normale chez tel ou tel individu, puis l'essoufflement, l'excitation cardio-vasculaire, l'exaltation des phénomènes vaso-moteurs de la peau, l'exacerbation de la toux avec ses effets mécaniques ou réflexes sur l'estomac, l'accroissement de l'expectoration, l'insomnie, l'agitation du sommeil par les rêves et les cauchemars, l'anorexie profonde, etc., tous symptômes dénotant une intoxication intense par les poisons de l'usure organique ajoutée à l'intoxication régulière par les poisons de la maladie elle-même[1]. » — De quoi provoquer réflexion, semble-t-il.

La cure de repos est destinée précisément à remédier à ces abus, à s'opposer à ce coulage de forces, à accroître au contraire le capital de toutes les énergies, en modérant les exercices du corps et de l'esprit à l'exclusion de toute fatigue malsaine, en réglant les dépenses sur l'avoir.

On la définira très bien : l'art d'économiser ses forces.

Pour le tuberculeux dont les ressources vitales sont si chétives et le budget si serré, il est naturel de réduire la dépense au minimum. L'immobilité lui est largement prescrite avec le silence. Dans tous les sanatoria, hôtels et pensions, c'est le règne sans fin de la chaise longue avec ses innocentes tyrannies. Alignés sous les galeries côte à côte, emmitouflés dans leurs couvertures, leurs moufles et leurs bonnets fourrés, les malades se vouent pour leur hiver à la position horizontale, s'ingéniant de leur mieux à tuer le temps, qui semble long. Beaucoup lisent, quelques-uns dorment, il en est qui rêvent, d'autres qu'on dirait figés dans le Nirvâna. Le spectacle ne manque pas de pittoresque ; on l'a photographié d'ailleurs bien des fois. Toutes les poses de circonstance, toutes les attitudes sont à noter, à peu près celles que l'on observe déjà dans les gravures de Bonnard : ce qui prouvera une fois de plus, sans doute, aux âmes éprises de philosophie, que l'humanité tourne sur elle-même invariablement et ne fait que se copier, même dans ses plus modernes innovations.

Et n'échappe pas qui veut à l'instrument du supplice et à

1. Sabourin, *Traitement rationnel de la phtisie*, p. 76 *sqq.* Paris, 1900.

la ligne d'horizon. Le docteur est là, qui rencontre toujours un bon prétexte pour instituer lui-même le contrôle et pour se rendre compte que chaque malade se trouve bien, à la minute donnée et dans la position voulue, à son poste de repos. Bon gré mal gré, qu'il l'abhorre ou qu'il l'aime, le phtisique, au moins pour une large part du jour, sera prisonnier de sa chaise longue.

Mais c'est une douce prison dès qu'on en a l'accoutumance, et salutaire. Même pour les gens nerveux à qui pèse cette inertie, la communauté de régime avec toute la cohorte souffrante de la maison finit par rendre la position, sinon délectable, du moins tenable. On opère mécaniquement ce qu'on voit faire à tous et ce qu'on ne parviendrait jamais à faire seul, et il arrive parfois, une heureuse rivalité s'en mêlant, qu'on réalise des prodiges inattendus : c'est à qui fera le mieux sa cure, et le plus longtemps. Quelques intrépides se prélassent de la sorte jusqu'à huit et dix heures par jour. Le record est naturellement pour eux : il faut voir comme ils triomphent !

Ce régime tout de sieste et d'apaisement monte de plus en plus en faveur auprès des médecins étrangers qui basent avant tout leur opinion — et rien n'est plus logique en pareille matière — sur les résultats obtenus, tandis que la France, surtout la France méridionale, se montre un peu moins éprise, peut-être, de ce traitement par l'immobilité. Il est naturel, à vrai dire, que l'application varie suivant le caractère de la race et le tempérament de l'individu, et l'on conçoit que le Français, plus nerveux, ait besoin de plus de mouvement que l'universalité des fils du Nord : simple affaire de restriction, de mesure. Ce qui se conçoit moins, c'est le jugement sommaire et la condamnation sans appel portés par quelques-uns de nos praticiens, comme le docteur Pujade qui projette, lui, la suppression radicale de tous les paniers ou chaises longues et émet ce vœu farouche : « Que l'on supprime au plus tôt dans un immense autodafé, devant lequel danseront tous les tuberculeux du monde, tous les paniers de tous les sanatoria du monde[1]. »

<hr>

1. *Revue des questions scientifiques*, 1901, t. XIX, p. 417.

Mais que ferait-on alors des tuberculeux ? Il est vrai que l'on propose ingénieusement de remplacer le panier par le lit, une sorte de lit mobile et monté sur rails, que l'on glisserait aisément sur les galeries, à l'air libre. — A quand la promenade, docteur, en cet équipage ?

Il ne faut pas d'ailleurs s'exagérer les inconvénients de la chaise longe, dès que le malade est suffisamment couvert et muni d'une boule chaude pour les pieds. Quelques prescriptions s'imposent en outre. Peu de lectures, et des pages douces à parcourir ; une correspondance exactement réduite à son minimum ; rien, absolument rien de ces travaux manuels, — filet, broderie, crochet, tricotage, — qui courbent le buste en arc de cercle et nécessitent un mouvement rapide et continu des bras ; même l'effort musculaire, le geste brusque si souvent de mise quand il s'agit, par exemple, de jeter ou saisir vivement un objet, de ramener le mercure dans le thermomètre au degré normal après que l'on a pris sa température, tous ces mouvements doivent être surveillés ; trêve surtout non seulement à ces discussions passionnantes et énervantes que soulèvent, comme des orages où éclatent des bris de foudre, les questions de race, de politique ou de religion, mais encore aux discours animés, aux conversations interminables et, plus que tout le reste, aux rires immodérés.

Le silence est de règle sur les balcons l'après-midi jusque vers quatre heures et après souper jusqu'à neuf heures : strictement on l'observe. Toutefois, en dehors de ces instants de quiétude, que d'occasions d'échapper à la contrainte, de s'oublier à quelque excès ! C'est pourquoi le choix d'une pension tranquille, d'un hôtel peu mouvementé, d'un sanatorium sérieusement tenu, doit être toujours l'une des préoccupations capitales du phtisique.

La cure de repos n'exclut pas, pour autant, un exercice modéré ; elle l'implique, tout au contraire, et loin de déconseiller la promenade, elle l'utilise, mais en la réglementant.

Toute sortie est bonne, qui ne va pas jusqu'à la fatigue et ne fait point monter la température. C'est là le critère dont use le médecin, dont le malade peut se servir également pour fixer la durée de la promenade comme aussi sa

direction, disons plutôt sa graduation : d'abord la marche en
plaine, puis en pente douce, puis franchement engagée sur
les lacets de la montagne, au Gemsjaeger, vers la Schatzalp,
— où convergent toutes les ambitions.

Mais toujours, il est indispensable que l'allure soit lente
et son rythme régulier ; que le malade, s'il préfère ne pas
sortir seul, parle peu en marchant, et pas du tout en mon-
tant ; que la promenade soit coupée de haltes fréquentes,
mais brèves, sur les bancs qui s'espacent le long des sentiers : on évitera sûrement ainsi la moiteur et l'essoufflement.

Pour prévenir la fatigue ou des accidents fâcheux, les
phtisiques qui ont l'expérience de ces choses font grande
attention à orienter leur promenade du côté d'où vient le
vent ; de la sorte, ils sont moins exposés à pousser trop loin
leur excursion et il leur reste, pour le retour, la part la
moins pénible à fournir, ayant, si l'on peut dire, le vent en
poupe.

Le retour doit être toujours suivi d'au moins une demi-
heure de chaise longue.

Enfin, il faut savoir ou ne pas oublier que s'il existe pour
les hauteurs un art de respirer, il existe également un art
de marcher, une façon particulière de scander les pas, de se
mouvoir avec souplesse, et non comme un bloc rigide, en
accentuant le ploiement du genou : c'est la marche du monta-
gnard, ainsi réglée par la physique des sommets. Certes, nul
n'ira soutenir qu'elle ait rien de parisien ; mais peu importe
aussi qu'elle soit inélégante, si elle est éminemment salutaire.
Et puisqu'il convient de se nantir à Rome des mœurs de
Rome, prenons chez le Grison, hardiment, la marche du
Grison.

Que nos Français de Davos, en particulier, veuillent bien
méditer ces maximes et en imprégner leur esprit, eux qui
apportent un soin si jaloux à surveiller la moindre de leurs
démarches, même aux endroits les plus abrupts, les plus sca-
breux, comme s'ils couraient le risque de fouler aux pieds, à
chaque pas, toutes les lois de l'esthétique, et dont le souci
constant d'impeccable tenue, de grâce avenante et légère,

offre un obstacle en quelque sorte national, si on ose dire, à la guérison.

Une autre habitude à prendre, et que la cure de repos inscrit à son actif, est celle qui a pour objet de discipliner la toux.

Nombre de tuberculeux toussent comme à plaisir pour se débarrasser du chatouillement qui les excite à la gorge ou pour les plus extraordinaires motifs. Un grave magistrat slovène, mon déconcertant voisin, toussait chaque soir, effroyablement, de dix heures à minuit. Il m'expliqua que c'était voulu, et son remède à lui pour dormir. Je l'engageai en vain à changer son opium : il mourut dans un étouffement bientôt après. Et de fait, comme moyen d'expectorer tous ses poumons dans le minimum possible de temps, en est-il un plus assuré que celui-là ?

Le principe hygiénique est, au contraire, de résister aux picotements précurseurs de l'accès; de tenir bon, aussi longtemps que le permettent à chacun ses propres moyens, contre l'assaut quinteux; bref, de tousser uniquement pour aider au rejet des sécrétions pulmonaires, la toux n'étant de sa nature qu'un procédé mécanique d'élimination. En quelques jours cette salutaire habitude est prise; elle reste universellement observée, et si parfaitement que pour le visiteur introduit dans la salle à manger d'un sanatorium, il n'est rien qui, dès l'abord, l'étonne comme la tranquille sérénité du lieu, d'où s'est enfuie la musique des catarrhes.

Chose curieuse, la nuit semblerait moins favorable que le jour à la cure de repos. Nombre de curistes se plaignent, surtout dans les débuts, d'avoir à Davos le sommeil ingrat, nerveux, hanté. Les petits enfants crient; les grandes personnes deviennent la proie des cauchemars; même pour les dormeurs intrépides la durée de leur somme est restreinte.

Il n'y a rien, toutefois, dans ces désagréables phénomènes qui puisse inspirer frayeur. On sait depuis longtemps que le sommeil est moins indispensable, sans doute parce qu'il est plus réparateur, aux stations élevées que dans la plaine et ce n'est point une si rare exception de voir des gens, ou maladifs ou bien portants, habitués chez eux aux huit heures

normales de sommeil, se contenter en montagne, fort hon-
nêtement, d'un régime de cinq à six heures. Veraguth parle
même d'un extraordinaire curiste aussi frais, aussi gai, aussi
dispos, après une semaine de nuits blanches, que s'il eût
jonché sa couche des pavots les mieux fleurants de Morphée...

Qu'on se rassure ! Il n'est nullement prescrit aux phtisiques
de pousser jusque-là l'éveil de leur activité ; en général, la
nervosité n'a qu'un temps, celui de l'acclimatation. Peu à
peu, sous l'influence du traitement et du climat lui-même,
l'équilibre se rétablit, et les vertus somnifères tant et si bien
se ressaisissent que chaque soir, si l'on en croit la chronique
des nuits davosiennes, le sage curiste s'endort jusqu'au
matin du plus léger sommeil, d'un sommeil de papillon.

*
* *

« Le dernier des médecins grecs qui, sur la fin du neu-
vième siècle, pratiqua son art avec le plus d'éclat à Cons-
tantinople, Actuarius, préconise un merveilleux antidote
composé d'or, de poivre, de myrrhe, de safran, de cannelle,
de mandragore et de vingt autres simples ; il suffit de prendre
tous les jours un grain de cet admirable électuaire, qu'Actuarius appelle *santé*, non seulement pour guérir et pour
prévenir toutes sortes de maux, mais encore pour chasser
les sorciers et les mauvais esprits. » — Ainsi parle Foissac
dans son *Hygiène des saisons* et il n'est point douteux à contempler flacons et fioles, capsules et granules, dont s'envi-
ronnent, à table ou à huis clos, maints et maints phtisiques,
que le règne d'Actuarius n'ait repris son glorieux éclat, s'il
l'a jamais perdu.

Pourquoi donc chercher dans une alimentation médicamenteuse un remède qui ne s'y trouve point, quand il suffit,
pour guérir, de l'alimentation tout court ?

C'est un axiome en phtiséothérapie que tout malade non
grevé de fièvre, s'il mange et digère, est un malade qui
guérit. — Et le fait s'explique assez de lui-même. MM. Albert
Robin et Maurice Binet ont observé, en effet, que chez les
personnes atteintes de phtisie ou prédisposées à la phtisie,
il se produit une augmentation considérable dans la con-

sommation d'oxygène et dans la production d'acide carbonique : ce qui montre bien que les états de déchéance particuliers au tuberculeux relèvent d'une vitalité excessive, exaspérée jusqu'à l'autoconsomption, et non, comme on l'enseignait jusqu'alors, d'une vitalité amoindrie. A cette suractivité organique, il est donc urgent de fournir dès le début un aliment proportionné capable de réparer les pertes, de reconstituer les tissus, de favoriser le plus possible la formation d'un sang riche et abondant. — De là, pour le tuberculeux, la cure de suralimentation que toutes les autres cures ne font, en somme, que préparer.

Il est de toute nécessité que le phtisique s'adonne corps et âme à ce mode de traitement; c'est une question de vie ou de mort pour lui. En dépit de l'inappétence, du dégoût dont il est parfois saisi pour la nourriture, il faut qu'il mange, qu'il mange beaucoup, fortement, comme s'exprime la manière italienne : *mangiare fortissimo*. Et ce conseil d'un vieux praticien à ses clients de la tuberculose est excellent à retenir : « Ne pensez qu'à une seule chose au cours de toutes vos journées : à ce que vous devrez manger. »

Disons tout de suite, à la louange du climat de Davos, que l'aphorisme s'y trouve pratiqué avec une perfection plutôt extrême. Dès l'aurore, le menu des repas de midi et du soir est déposé en vedette sur les tables de la salle à manger, et c'est une joie, toujours, d'admirer avec quelle gravité d'attention et quelle sérénité de geste les vaillants de la suralimentation s'empressent, au déjeuner du matin, d'en prendre connaissance, occupés dès lors à nourrir leur esprit de tout ce qui doit dans la suite du jour alimenter leur corps. Mais quelle magnificence d'appétit ne faut-il pas pour répondre aux avances de ces plantureux menus, où les viandes fortes prédominent, bœuf et porc, rehaussées de toutes les sauces dont la graisse est la base ! — Ainsi doivent s'associer, en de savantes combinaisons, aux aliments plastiques et reconstituants, les aliments productifs de chaleur.

A ces deux repas substantiels s'adjoignent, outre le déjeuner de huit heures, un lunch à dix heures et un five o'clock dans l'après-midi. De plus, il est conseillé de gober force œufs frais et de boire force lait, dans l'intervalle de ces cinq réfections, mais spécialement au réveil et après le coucher. Tout cela n'empêche point les marchands de *Delicatessen*, charcutiers, confiseurs, pâtissiers, d'étendre de plus en plus leur honorable clientèle et le chiffre de leurs affaires.

Et l'on affirmera encore que le farniente est le privilège des stations de montagne !...

Pour s'attaquer avec succès, ce qui veut dire sans relâche, aux énormes quartiers de bœuf, aux pyramides de choucroute, aux terrines de foie gras, et le reste..., la condition première est de jouir, assurément, d'un estomac belliqueux.

Tant vaut l'estomac, tant vaut le phtisique.

C'est pourquoi il y va de la guérison de ménager ce précieux organe, de ne point l'irriter par l'abus des drogues, de lui rendre aisé le travail digestif par une complète et lente mastication, par un usage aussi modéré que possible des boissons de table. Il convient, immédiatement après le repas, de ne point se livrer aux jeux absorbants, tels que le whist ou les échecs, ni aux lectures trop attachantes et sérieuses, encore moins à la correspondance ou autres occupations, et il est nuisible également de stationner au froid, sur les balcons, dans l'immobilité du héron des grèves. Le mieux paraît encore de regagner au plus vite l'asile toujours sûr de la chaise longue, après s'être accordé quelque dix minutes de mouvement par une promenade sur les galeries ou par un tour de jardin.

Plus importants encore les soins à donner au régime alimentaire lui-même, qui intéresse, au plus intime le fonctionnement de la digestion, l'état prospère de l'appétit et, par là, le relèvement des forces vitales.

Pour le tuberculeux qui n'habite point une villa particulière et qui n'a point à régler lui-même l'ordonnance de ses repas, c'est tout simple ; qu'il choisisse un sanatorium ou un hôtel ayant un renom au moins ébauché de cuisine saine, et variée, et savoureuse. Car il faut tout cela.

Certes, malgré l'universelle considération dont jouissent

à bon droit les hôteliers suisses, il y a toujours un choix à
faire, et, en raison des difficultés spéciales du ravitaillement,
à Davos plus qu'ailleurs. Le vieux statut d'Étienne Boileau
n'a rien perdu de son à-propos : « Nul ne devra faire cuire
ou rôtir oies, veaux, agneaux, chevreaux ou porcs, s'ils ne
sont bons, loyaux, et suffisants pour manger et pour vendre,
et aient bonne moëlle. » — Et il convient d'y joindre, puisque aussi bien c'est de traitement alimentaire qu'il est question, ce sage précepte d'Hippocrate : « Au cuisinier incombe
le devoir de connaître la vertu des herbes, la valeur nutritive
des diverses substances et la raison des mixtures et coc-
tions. »

Mais où le trouver ce maître queux idéal ?

Dans les sanatoria et dans quelques hôtels, c'est le médecin lui-même qui dirige sur ce point les opérations culinaires,
détermine le dosage et l'alternance des albuminoïdes et des
hydrocarbures, des aliments salivaires, peptogènes, dyna-
mogènes, thermogènes. Le rôle du cuisinier d'Hippocrate
est alors supérieurement rempli.

Un vœu d'ordre général serait à émettre, toutefois, en
faveur des aliments respiratoires, des légumes, dont le
choix et l'abondance ont quelque peu à souffrir de la situation géographique de Davos et dont le degré de cuisson, s'ils
sont bouillis à l'eau, pèche généralement par insuffisance
en raison même de l'altitude (l'ébullition de l'eau se
produisant, sous une pression de 620 millimètres, à la température de 87 ou 88° centigrades). L'inconvénient dispa-
raîtra si l'on prend soin de régler en conséquence le temps
de la cuisson.

Presque tous les hôtels ont adopté la cuisine allemande et
il faut bien reconnaître qu'elle se recommande, au point de
vue nutritif, par de très notables avantages. On peut même
dire qu'elle convient de préférence au tuberculeux, mais au
tuberculeux doué d'un estomac complaisant et d'un palais
point trop difficile ; car personne n'ignore que, pour être
substantiels, les mets et sauces germaniques ne se distin-
guent ni par l'apprêt ni par l'art des arômes et condiments.

Serait-ce donc un si mince détail ?

Hélas ! l'homme du vingtième siècle n'en est plus à cette

frugale simplicité des ancêtres de l'âge d'or, qui se contentaient de prendre bonnement au sol ce que le sol de lui-même leur offrait, le gland tombé du chêne, la baie cueillie sur l'arbousier. La civilisation s'est étendue à tout; elle a compliqué à plaisir, aussi bien que le travail de la pensée, le labeur de la digestion, de sorte qu'il existe aujourd'hui mille et un raffinements culinaires dont l'humanité s'est enrichie progressivement de Lucullus à Brillat-Savarin et dont l'organe digestif des foules ne saurait plus se passer.

Pourquoi la cuisine davosienne, qui tend vaguement à se franciser, à s'améliorer, n'accomplirait-elle pas une définitive évolution dans ce sens?

L'alimentation de table peut suffire, sans doute, et généralement suffira.

Mais il est bon de la relever encore par une sorte d'alimentation médicamenteuse dont le médecin s'octroiera la direction lui-même, sans rien laisser à la fantaisie du malade, et qui portera naturellement sur les substances connues pour être les plus propres à enrayer le processus tuberculeux. Tels sont — outre l'huile de foie de morue qui opère parfois, employée à haute dose [1], de vrais prodiges de guérison — l'arsenic, déjà recommandé aux phtisiques par Galien pour ses vertus respiratoires et, de plus, modérateur excellent des combustions organiques; — le phosphore, tonique et reconstituant dont les tuberculeux, tous phosphaturiques, ont un spécial besoin; — la créosote et ses dérivés, dont l'effet principal est de diminuer l'expectoration.

Les résultats d'ensemble de la suralimentation ainsi entendue se constatent aisément et c'est toujours une joie vive pour le malade de les constater. Chaque semaine, à heure fixe, sur la bascule brevetée et garantie du pharmacien ou du docteur, s'effectue, à un gramme près, le pesage.

Jour d'angoisses et de fièvre pour plus d'un, pour beaucoup! — A-t-on perdu?... Est-on en progrès?... Irritantes questions dont l'esprit est hanté journellement, car on

---

1. Jaccoud recommandait d'en prendre jusqu'à 150 grammes par jour.

regarde à juste titre l'augmentation en poids comme un des augures les plus favorables de la guérison.

Aussi quel éclair d'espoir dans les yeux, quel rayonnement de tout le visage, quand, sous le doigt solennel du garçon de pharmacie qui opère le déclanchement, la balance — qui n'est pas toujours celle de la justice — accuse une hausse de l'embonpoint immédiatement transmise au regard sur le carton chiffré, que l'on gardera, encadrera, comme un document d'insigne valeur! Il est d'usage en certains hôtels, quand la pesée est bonne, de convoquer à un joyeux champagne le ban et l'arrière-ban de ses amis... Et c'est à qui tiendra le record de l'embonpoint!

La progression suit une marche souvent incertaine, selon les alternatives de malaise ou de bien-être; elle est plus ou moins accentuée en raison de la gravité du mal. Au début, il n'est pas rare de constater une augmentation régulière de 200 à 250 grammes par jour, due au changement de régime et aux premiers bienfaits du climat. Peu à peu ce mouvement de conquête va s'atténuant pour offrir, en fin de compte et comme moyenne, au bout d'un hiver heureux, un gain total d'une vingtaine de kilogrammes.

N'est-ce pas, ou peu s'en faut, le retour à la santé?

*
* *

Telle est dans son ensemble la vie du curiste aux stations climatériques d'altitude; tels sont les soins minutieux dont il doit s'environner à toute heure, sans jamais en négliger aucun : sa guérison est à ce prix.

Mais elle sera largement favorisée aussi par l'apaisement intime, par l'état de quiétude profonde et douce qui se dégage presque infailliblement du séjour reposant des montagnes, — sorte de cure morale surajoutée à la cure physique, et sans laquelle toutes les prescriptions médicales ne serviront de rien. Le tuberculeux n'a-t-il point l'âme aussi débile que le corps? Son cœur n'est-il point contracté toujours par les pressentiments tristes et, en dépit des illusions décevantes, des mirages trompeurs, par je ne sais quelle vague et mystérieuse inquiétude? Les images qui défilent au regard de son esprit, au plus profond de sa pensée, comme elles se teintent parfois d'une lugubre mélancolie qui le torture et qui l'abat !

Comment réagir sous cette poussée morbide du dedans ?... Par quel patient effort se ressaisir devant la tristesse du mal et mettre en jeu pour la lutte les suprêmes ressources de l'être moral que nous sommes, les derniers ressorts non encore brisés d'un vouloir dominateur?

Dans ces solitudes animées des sommets, que réjouissent superbement, avec le charme d'un paysage grandiose, les splendeurs rayonnantes d'un beau ciel, le réconfort s'offre de lui-même au malade. C'est déjà beaucoup pour lui d'échapper aux anxieuses démonstrations et aux soucis de la famille, d'être distrait à toute heure de lui-même par les mille incidents d'un milieu cosmopolite et mouvementé, où la mise en commun des mêmes maux, des mêmes espérances, devient vite une suffisante consolation. Mais rien ne vaut la joie saine, florissante, dilatante, dont tout l'être se ressent comme s'il était pénétré d'un élixir de vie, — l'être organique aussi bien que l'être moral.

La montagne a ce pouvoir, en effet, maintes fois analysé et décrit, de rendre le corps plus dispos, en restituant aux muscles leur vigueur et leur élasticité, aux nerfs leur apaisement. Plus libre, plus dégagée, plus alerte, l'âme éprouve avec délices l'enchantement de cette paix, la majesté de ce décor. Sans réserve, elle s'y abandonne, d'une pensée toujours plus souriante, d'une imagination plus sereine, et il n'est pas jusqu'à la volonté de vivre qui ne reprenne peu à peu sa vigueur native et ne revendique énergiquement ses droits. Aussi, est-ce bien là le remède topique et universellement justifié pour les tempéraments surmenés, abattus, névrosés, hypocondres : une saison dans les Alpes.

Mais qui, plus que le tuberculeux, est désemparé? Qui a plus besoin de visions radieuses et pacifiantes, de spectacles fascinateurs et changeants? — La montagne le servira tout à souhait : si peu qu'il ait le goût des belles choses, elle lui réserve, dans la *Landschaft* davosienne, un monde inépuisable de surprises.

Il est simple à l'excès, pourtant, et de sauvage structure, ce coin de terre. Sous le voile gris des nuées lourdes, quand surviennent, parfois, les heures mornes de l'hiver, ne dirait-on pas d'une gigantesque tranchée, opprimant abîme au profil de sépulcre? Et, nulle part, rien qui le mette en valeur ou le rehausse, le val funèbre, sinon, au pied des massifs neigeux, la parure noire des conifères, le heurt d'un dur contraste. C'est d'en haut que lui vient toute sa beauté, de l'azur translucide, de ce firmament étincelant de clartés roses, qui le transfigure et l'irradie.

Oh! ces jours merveilleux de Davos, ces triomphantes et inoubliables féeries du ciel et de la nature! Comment la dire cette fête de la lumière, cette magie des couleurs, quand le soleil de mars, plus chaud, plus riant, magnifique, éclate au-dessus des neiges transformées en nappes d'or, en poudre impalpable de diamants! Le paysage, au loin, s'anime, frappé de ces lueurs. Des aspects nouveaux se dégagent. Contours et formes prennent saillie et vie, et, sous cette transparence dorée de l'air qui met à portée les lointains objets en reculant encore la profondeur des horizons, chaque détail, dans l'harmonie de l'ensemble, ressort, avec son cachet particulier d'élégance et de grandeur.

Sur les flancs abrupts et décharnés des monts, que coupent, çà et là, de leurs rayures d'ombres les vallées transversales, l'antique forêt semble reverdir. En large ceinture éployée, fièrement elle s'étale, poussant jusqu'aux limites dernières des végétations arborescentes l'opposition franche et vive de ses essences : mélèzes élancés aux teintes claires; obscurs sapins aux aiguilles irisées de rayons, aux branches noueuses, que décorent les lichens de leur longue barbe argentée.

Tout au fond, à l'extrémité sud-ouest de la vallée, qui s'étrangle en ravin, un gouffre noir. C'est la coulée pittoresque, farouche, des Zuege, où bouillonne, où mugit, sous le surplomb des roches, dans les enfoncements bleuâtres, le flot tumultueux de la Landwasser, tache sombre qui vient mettre en relief énergique les graves et fortes tonalités de l'ensemble, alors que jaillit, au-dessus de l'austère décor, et se déploie, éblouissante, la couronne immaculée des cimes.

Or, sur cette neige splendide, ondulante et moirée, une incomparable lumière s'épand, si douce, si pure, si limpide, qu'on se croirait dans un monde enchanté. Elle tombe des cieux plus clairs, infiniment profonds, baignant tous ces replis neigeux d'un éclat vermeil, d'un jour velouté et radieux, qui vient effleurer chaque objet, dans le creux du vallon, d'une exquise caresse. Successivement on la voit passer du rose délicat du matin, par toute la gamme intermédiaire, à l'or scintillant du midi, pour s'atténuer, puis s'éteindre à regret dans les fugitives lueurs, les nuances opalines du soir.

Souvent aussi, c'est un triomphe final, un embrasement. Le soleil, dilaté, flamboie. Sur les crêtes, d'un rouge de brasier, se brisent les gerbes ardentes des rayons, en cascades d'étincelles: toute la montagne est de feu... Mais déjà le disque de flammes a disparu. De larges traînées violettes ont envahi l'orient, pareilles à des fleurs jetées, tandis que vers le point du couchant où l'audacieux Tinzenhorn, dans le bleu des espaces, projette sa pyramide aiguë, aux vives arêtes, un éclat inaccoutumé illumine le ciel, et longtemps encore, en dépit du crépuscule qui épaissit ses ombres, aux derniers pics les dernières colorations s'accrochent, écharpe mouvante de pourpre sur la dentelure des monts.

Le malade en possède admirablement tous les traits, de ce tableau qui l'enchante. Avec une joie d'enfant, que rien ne lasse, il se plaît à en suivre, aux heures diverses du jour, toutes les métamorphoses, à en noter tous les contrastes, à en surprendre toutes les beautés.

Et la saison s'achève sans que sa tâche soit près de finir ou que le spectacle ait épuisé ses émerveillements.

Mais aussi, pendant ce temps, il a fourni à son imagination rêveuse, à ses flottantes pensées, l'aliment qu'elles exigent et le seul qui leur convienne, une saine et toujours agréable distraction, ajoutant de la sorte à sa cure matérielle et physique, pour une bonne part du moins, l'appoint le plus précieux dont elle puisse se réjouir, le bien-être moral.

L'un n'importe pas moins que l'autre à la guérison.

9 782019 239350